KB271035

튼튼한 허리 든든한 인생

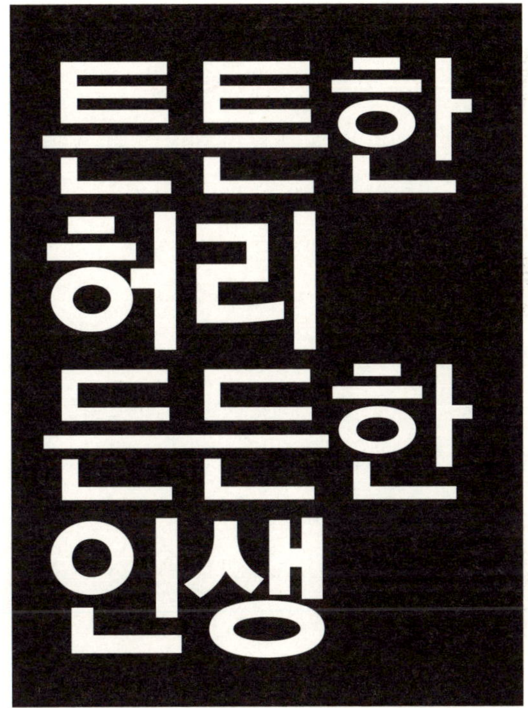

박춘근 지음

메디마크

척추건강과 편안한 일상의
행복 찾기를······

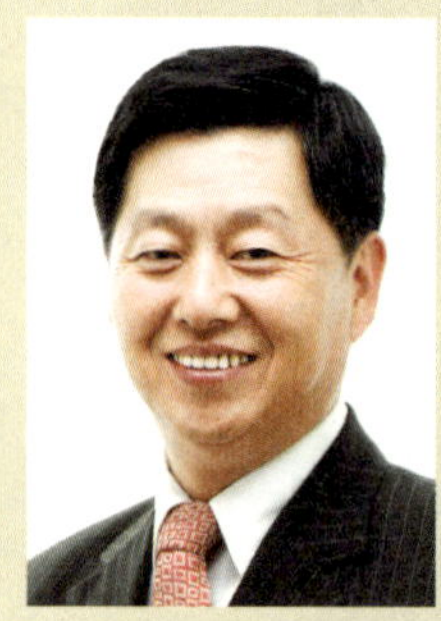

'몸의 기둥'이라고 일컬어지는 척추. 기둥이 튼튼해야 건물이 오래가듯 척추가 건강해야 쾌적한 삶을 영위할 수 있다는 것은 너무나도 당연하다.

그럼에도 불구하고 많은 사람들이 척추질환을 대수롭지 않게 여기거나 잘못된 건강 상식 때문에 병을 키우는 경우가 비일비재하다.

요통은 80퍼센트 이상의 성인이 평생 한 번 이상 경험할 정도로 흔한 질환이다. 때문에 평소 척추 건강을 위해 어떻게 해야 하는지, 일단 병이 났을 때에는 어떻게 대처해야 하는지 알고 있으면 지긋지긋한 허리 통증으로 고생하는 일이 훨씬 줄어들 것이다.

이번에 박춘근 윌스기념병원장과 국민 마라토너 이봉주 선수가 손잡고 《튼튼한 허리 든든한 인생》이라는 책을 펴냈다니 반갑기 그지없다. 박춘근 원장은 신경외과 전문의로 관련 분야에서 권위를 인정받고 있는 의학자이면서, 의료계와 지역사회 발전에 헌신하고 있는 우리 사회의 귀감이다. 일찍이 세계 최고 수준의 척추 관절 전문병원을 일궈내겠다는 원대한 꿈을 꾸었고, 지금은 '윌스기념병원'을 통해 이상을 현실로 만들어가고 있는 유능한 CEO이기도 하다.

이봉주 선수는 여러 가지 신체적 핸디캡을 극복하고 초인적인 노력과 성실성을 앞세워 세계를 제패함으로써 조국의 명예를 한껏 드높인 인간 승리의 표상으로 회자되고 있다. 선수 시절은 물론 현역에서 은퇴한 후에도 마라톤 발전에 앞장서는가 하면 모범적인 사회인으로 보람찬 삶을 영위해 가고 있는 친근한 우리 이웃이다.

이 두 사람이 환상적으로 만나 여러 차례에 걸쳐 나눈 이런저런 이야기를 바탕으로 일반인들이 쉽게 알 수 있는 척추 건강 관련 책을 펴냈다는 사실 자체부터가 흥미롭다.

이 책에서 저자는 치료법보다는 예방 쪽에 무게의 중심을 두어 일반인들이 친근하게 접할 수 있도록 이야기를 풀어나갔다. 자칫 딱딱하게 느껴질 수밖에 없는 전문 분야를 최대한 쉽게 전달하려고 애쓴 흔적이 곳곳에서 짙게 묻어난다.

"척추 건강은 올바른 자세에서 찾으라"는 박 원장의 권고는 평범하게 들릴지 모르지만 매우 설득력이 있다. 이 책 속에는 '일상생활을 하면서 조금만 신경을 쓰면 얼마든지 척추 건강을 지킬 수 있다'는 강력하고도 분명한 메시지가 담겨 있다. 척추질환이 걱정되거나 또는 건강한 척추를 유지하고 싶은 분들은 박춘근 원장이 권하는 '허리 디스크 십계명'을 마음속 깊이 새겨 꾸준하게 실천해볼 일이다. '요통은 척추가 사람에게 보내는 SOS 신호'라든지 '수술은 마지막 해결 방법으로 남겨두어야 한다'는 저자의 주장에 같은 의사의 한 사람으로서 전적으로 동의한다.

부디 이 책이 척추질환으로 고생하고 있는 분들과 척추건강을 지키길 원하는 모든 분들에게 편안한 삶을 안겨줄 수 있는 길잡이 역할을 충실히 해주기를 바란다.

전 대한의사협회장 **경만호**

모든 사람이 알기 쉬운 재미있는
척추건강 안내서

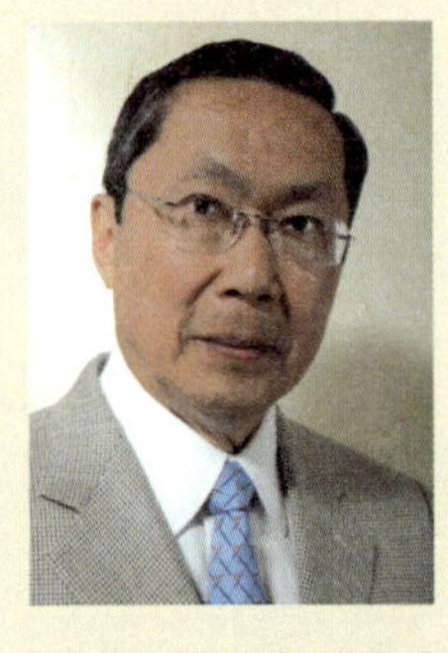

10여 년 전, 저는 멀리 떨어져 있는 한국에서 박춘근 박사가 '윌스기념병원'을 설립했다는 소식을 전해 듣고 누구보다 기뻤습니다. 나의 은사이자 척추의학 분야에서 타의 추종을 불허하는 많은 업적을 남긴 레온 윌스 박사님의 생명 사랑의 정신을 한국에서도 펼칠 수 있게 되었기 때문입니다.

더욱이 '윌스기념병원'의 박춘근 박사는 나를 통해서 윌스 교수의 의술을 제대로 이어받은 적통 제자 중 한 사람이니, 제 기쁨은 더욱 컸습니다. 잘 알려져 있는 대로, 레온 윌스 박사님은 북미척추학회 창립자이자 현대 척추질환 치료에 주도적 역할을 한 선각자입니다.

그런데, '윌스기념병원'이 설립된 지 12년을 맞이하는 올해 또 하나의 기쁜 소식이 전해져 왔습니다. 박춘근 박사가 그동안의 임상 경험을 토대로 세계적인 마라토너 이봉주 선수와 함께 책을 펴내기로 했다는 것이었습니다.

특히 이 책은 마라톤 선수와 내원 환자들의 에피소드를 통해 어렵고 딱딱한 의학 상식과 척추질환 내용이 알기 쉽게 쓰여 있어서 일반 독자나 환자, 환자 가족들이 크게 공감할 수 있을 것으로 기대합니다.

박춘근 박사의 새 책 발간에 즈음하여 '윌스기념병원' 설립 당시 레온 윌스 박사님이 박춘근 박사에게 보냈던 편지의 한 구절을 다시 인용하고

자 합니다. 이 편지는 '월스기념병원'이 곧 레온 월스 박사님의 정신을 이어가고 있다는 또 하나의 반증이 될 것입니다.

"친애하는 박춘근 교수님, 당신이 세운 척추전문병원의 이름을 '월스기념병원'으로 짓는 것에 대해 매우 영광스럽게 생각하며, 기꺼이 허락합니다. 아울러 사진 등 기타 필요한 자료를 동봉하오니 유용하게 활용하시기 바랍니다."

2014년 8월
한센 유안 박사
(Hansen Yuan, MD. 전 북미척추학회 회장)

An interesting guidebook of spinal health for everyone.

Hansen Yuan, M.D.

Past President of North American Spine Society (NASS)

Past President of International Society for the Advancement of Spine Surgery (ISASS)

Professor Emeritus of Orthopedic and

Neurosurgery at The State University of New York, Syracuse, NY.

It has already been a decade since the founding of Wiltse Memorial Hospital. I found it wonderful that an institution would finally be established to commemorate the life and work of Dr. Leon L. Wiltse-the father of modern spinal surgery whom I had the honor of learning from. I have long felt a need for such an establishment since Dr. Wiltse, the founder of the North American Spinal Society, left a footprint in modern spinal treatment that is difficult to overstate. The bliss was twofold because of the event's pleasing circularity; the founder of Wiltse Memorial Hospital was Dr. Park Choon Keun, who is my student and one of the foremost leaders in today's world of spinal surgery. As a student, I feel some of my debt towards Dr. Wiltse repaid and as a teacher, I am pleased that my student has come to his own but most importantly as a surgeon, I am grateful that an institution such as Wiltse Memorial Hospital exists to advance the standard of excellence in the field of spinal surgery.

On the decade mark of the founding of this institution, Dr. Park has sent me another piece of good news; using his rich clinical experience he has co-authored a book with the famed marathoner Lee Bong Joo about the common spinal issues anyone may experience. As the book not only contains common illnesses but also presents its issues in a piecemeal fashion parceled into individual episodes, I believe it will be easy for any patient to understand his diseases and the possible treatments.

In celebrating the publication of this book, I would like to quote Dr. Wiltse's letter upon the founding of the Wiltse Memorial Hospital to remember whose legacy Dr. Park is continuing yet again with this book.

"I am very pleased and honored that you are naming your new spine institute after me. Of course you have my permission to use my name. I am delighted. I am enclosing some pictures of myself, my CV and a few other things which you may find interesting."

I trust you will find this book to be as delightful as Dr. Wiltse found the founding of the institute bearing his name.

Contents

Part 03
어린이와 청소년을 위한 척추 건강법

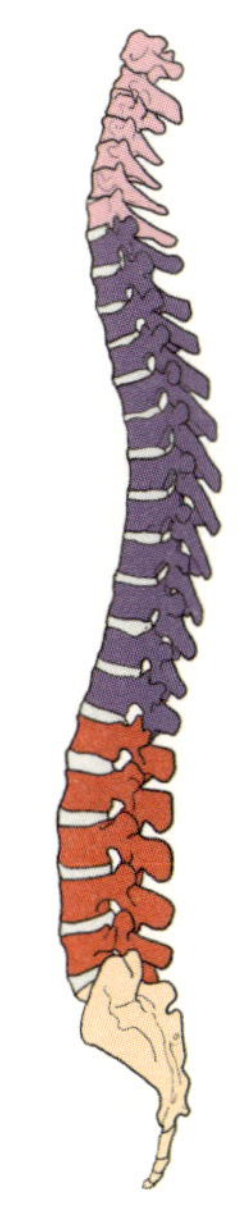

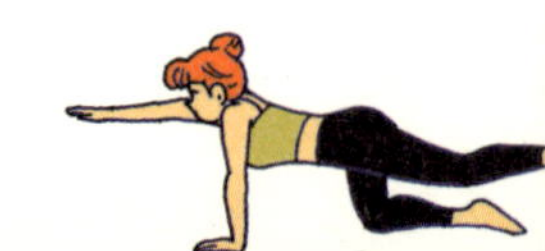

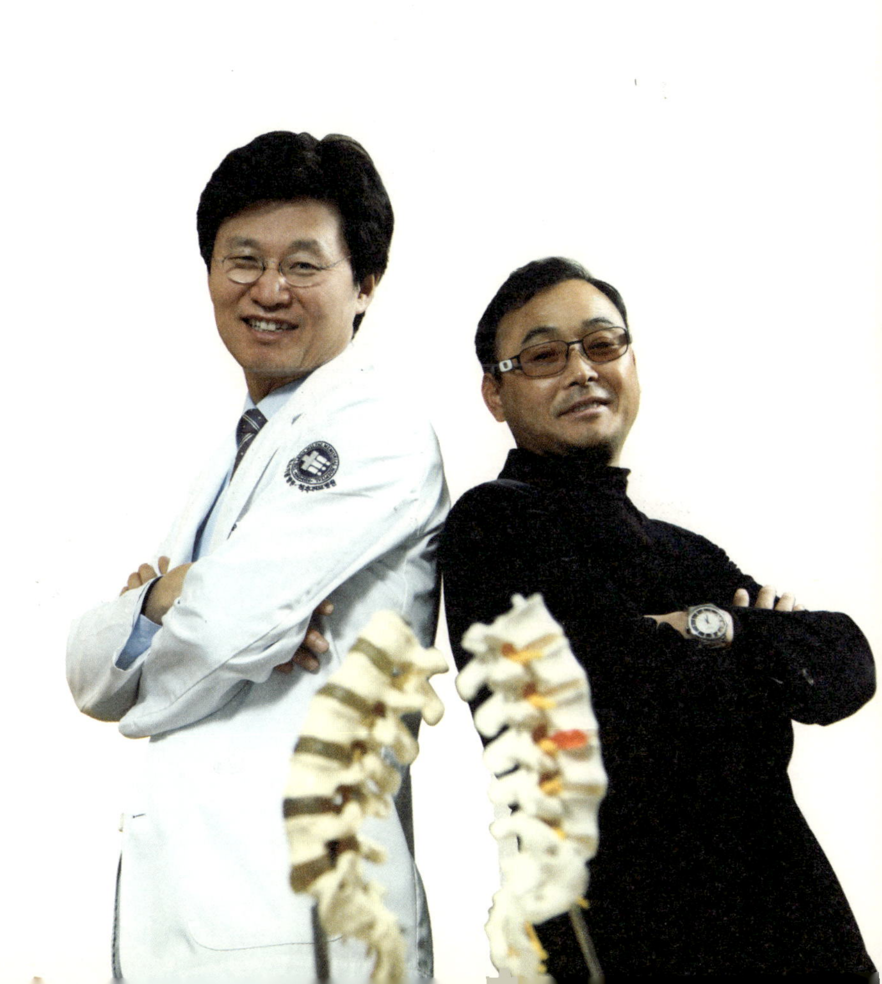

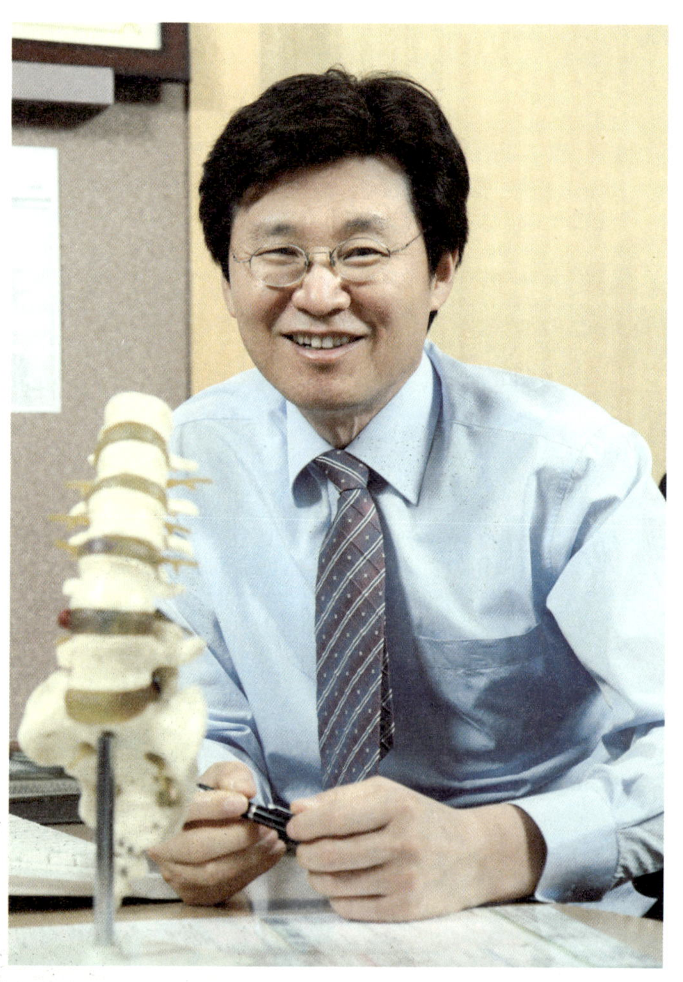

part 1

토크 에세이 '마이웨이'

평발, 짝발, 14초 F의
늦깎이 육상선수

'봉달이'

많은 사람들이 나에게 붙여준 별명이다. 별명이 좀 촌스러워 보이기는 하지만 나와 잘 어울리는 것도 사실이다. 그리고 한편으로는 고맙다. 이처럼 오랫동안 한결같은 별명으로 불러주는 사람들이 있다는 사실이, 그리고 이런 봉달이를 좋아해준다는 사실이 말이다.

나의 어린 시절은 가난했다. 원하는 것을 할 수 없을 만큼 가난했다. 우리 식구를 지탱해주기에 손바닥만 한 논밭은 너무도 작았다. 그렇다고 주눅이 들거나 창피하게 생각했던 적은 없다. 그저 조금 불편했을 뿐.

나는 걸어서 약 30분 정도 거리에 있던 성거초등학교에서 유년시절을 보냈다. 그때만 해도 버스가 많지 않던 시절이라 우리는 모두 마을 어귀에 모여 학교까지 달리기 시합을 하곤 했다. 나보다 키도 크고 덩치도 좋았던 형들을 이기는 경우가 많았지만 이때만 해도 내가 운동에 소질이 있다고는 생각하지 않았다. 운동회날 달리기 대회에서 공책 한 번 받아본 적이 없었고, 체격이 좋거나 키가 큰 것도 아니었다. 단거리 주자에게 필요한 스피드가 많이 부족했던 것이다.

하지만 또래 사내아이들이 으레 그렇듯 나 역시 운동을 좋아했다. 운동장에 모여서 축구를 하거나 이리저리 뛰어다니며 술래잡기를 하는 시간이 제일 행복했다. 봄가을이면 앞산 뒷산을 누비며 열매를 따먹고, 여름에는 방죽에서 수영을 하고, 겨울에는 비닐을 깔고 신나게 썰매를 탔다.

그때도 다른 아이들보다 지구력 하나는 좋았던 것 같다. 다른 녀석들이 지쳐서 바위에 널브러져 있을 때도 나는 다람쥐처럼 이곳저곳을 뛰어다녔으니 말이다. 운동에 대한 꿈을 꿔보지 않았던 것은 아니지만 그 꿈을 뒷받침해줄 만한 집안 형편이 아니라는 것을 알았기에 스스로 꿈을 접고 살았다.

운동에 소질이 있어 레슬링을 시작했던 형이 돈 때문에 운동을 그만둬야 했다는 것을 잘 알고 있었기에 감히 말도 꺼낼 수가 없었다. 중학교를 다닐 때 복싱과 태권도를 잠깐 배웠지만 치아가 부실하다는 이유로 중간에 그만두었다. 아마 치아 문제가 아니었더라도 오래 하지는 못했을 것 같다.

기회는 우연히 찾아왔다. '목장 운영'을 공부하기 위해 진학한 천안농고에는 육상부가 있었다. 전문적인 지도교사도 없었고, 체계적인 훈련 프로그램도 없는 특별활동부였지만 운동을 할 수 있다는 사실 자체가 나에게는 기쁨이었다. 게다가 축구부나 야구부처럼 따로 구비해야 할 물품도 없었기에 금전적인 부담도 없었다.

육상부에 든 이후, 나는 집에서 학교까지 약 12킬로미터 길을 늘 뛰어다녔다. 처음에는 1시간 30분 정도 걸리던 길이 아침저녁으로 달리기 시작하니까 1년 후에는 1시간 남짓으로 줄어들었고, 턱밑까지 차오르던 숨도 점점 고르게 되었다. 이렇게 실력이 늘고 재미가 붙기 시작하니 욕심도 늘어났다. 선배의 제의로 겨울방학 동안 인천체육전문대학을 찾아서 훈련을 받았다. 그러고 나니 육상전문학교에 진학하고 싶은 마음이 생겼다.

2학년 진학을 앞두고 육상부가 있는 삽교고등학교에서 스카우트 제의가 들어왔다. 수업료까지 면제받을 수 있는 좋은 조건이었지만 1학년부터 다시 다녀야 했기 때문에 집안이 발칵 뒤집혔다. 그때 나에게 힘을 실어준 사람이 바로 형이었다. 레슬링을 중도에 포기해야 했던 형은 그 누구보다 나의 마음을 잘 알아주었고, 집안의 반대에 맞서 나의 진학을 도와주었다.

형의 지원으로 고등학교를 옮기고 체계적인 훈련을 받기 시작하면서 나는 본격적인 육상선수의 꿈을 키워갔다. 독립기념관을 찍고 산을 넘어 학교로 돌아오는 첫 훈련에서도 나는 선배들에게 뒤지지 않았다. 잘 달린다는 평가를 받기 시작할 즈음 출전했던 천안시내 학교 간 대항전 1,500미터에서 우승을 했고, 3·1역전경주에서 구간 2등이라는 성적을 거두었다. 하지만 그 기쁨도 잠시였다. 학교 재정이 어려워지면서 육상부가 해체되었기 때문이다. 같이 운동을 하던 친구들은 선수의 길을 접거나 전학을 갔지만 나는 어떤 선택도 하지 못하고 1년을 더 보냈다. 혼자 달리기 연습은 꾸준히 했지만, 육상선수도 아니었고 공부를 하는 학생도 아니었기에 매일매일이 고민의 연속이었다.

운동다운 운동을 시작하게 된 것은 세 번째로 옮긴 광천고등학교에서였다. 보통 초등학교 때부터 시작하는 운동을 고등학교에 진학한 이후에 시도했으니, 그만큼 더 열심히 해야 한다는 일념 하나로 이를 악물고 뛰었다.

전국 고등학교 경호역전 마라톤대회에 충남 대표로 출전하여 구간상을 탔지만 그 이후 3학년 졸업이 가까워지도록 성적은 그다지 좋지 않았다. 전국대회 3위 이내 입상을 하지 못하면 대학 진학을 포기해야만 하는 상황이 되었다. 나에게 주어진 마지막 기회는 1989년 10월에 개최되는 전국체육대회였다.

나는 고등부 10킬로미터 단축 마라톤 입상을 위해 죽을힘을 다해 훈련을 했다. 비가 오는 날은 장화를 신고 트랙을 돌았고, 몸이 천만 근처럼 무겁게 느껴지는 날에도 새벽 5시 30분이면 일어나 혼자 뛰었다. 친구들이 모두 지독한 훈련 앞에 나가떨어지는 상황에서도 입술에 피가 날 때까지 이를 악물고 견뎌냈다.

이런 나의 노력은 동메달로 보상받았다. 더 좋은 성적을 기대할 수 있었지만 결과에 만족했다. 내가 바랐던 것은 대학 진학이었고, 그 목표를 이루었다는 사실 자체가 더할 나위 없이 기뻤다. 바로 이 대회에서 우승을 한 친구가 황영조였다. 영조와의 인연은 이때부터 예정되어 있었던 것 같다.

이제 남은 것은 진로에 대한 고민이었다. 학교에서는 관동대를 적극적으로 추천했지만 학비를 고민하지 않을 수 없었다. 당시 최고의 실업팀이었던 코오롱에서도 스카우트 제의를 해왔다. 하지만 대학을 포기하고 바로 실업팀으로 들어가는 것은 썩 마음에 들지 않았다. 그러던 중 서울시청 소속 선배에게 연락이 왔다. 서울시청팀에 오면 월급도 받을 수 있고, 서울시립대에도 갈 수 있다는 것이었다. 두 가지를 전부 할 수 있다니, 더 이상 고민할 필요가 없었다. 나는 그렇게 사회에 첫발을 내딛었다.

서울시청에 입단한 이후 생활이 서서히 풀려갔다. 장거리 선수였던 내가 마라톤 선수로 거듭나게 된 것이 바로 이곳이다. 1990년 10월 전국체전에서 평생 처음으로 뛴 풀코스에서 은메달이라는 좋은 성적도 거두었다. 1991년 동아국제마라톤대회에서는 대회 일주일 전 감기에 걸려 15위에 머무르긴 했지만 개인 기록은 무려 5분이나 단축되었다. 나의 발에 서서히 날개가 달리는 느낌이었다.

지금은 많이 알려졌지만 나는 사실 육상선수로서는 치명적인 단점을 가지고 있다. 바로 평발이다. 나를 훈련시켰던 지도자들도 한결같이 내가 마라토너에 적합하지 않다고 말했다. 일반인들도 오래 걸으면 불편한 발 구조를 가지고 42.195킬로미터를 뛰는 일은 불가능하다는 것이다. 하지만 나는 평발이 아니었던 적이 없어서인지 그다지 큰 불편을 느끼지 못했다. 체력으로 감당하기 힘든 부분은 인내심으로 버티면 된다는 것이 내 생각이었다. 꾸준한 노력 앞에서 신체적인 결함은 장애물이 아니다.

사실은 이뿐만 아니라 무시하기 힘든 단점이 하나 더 있다. 짝발이다. 왼발은 253.9밀리미터인데, 오른발은 249.5밀리미터로 5밀리미터나 차이가 난다. 또 왼발의 안쪽 쏠림이 0.2도인데 비해 오른발은 2.7도나 된다. 2004년 아테네올림픽을 준비하면서 발에 맞도록 특수 제작된 운동화를 신기 전까지는 수십 번 발톱이 뽑혀나갔다가 새로 나기를 반복했다. 평발에 짝발이라니…… 엄청난 핸디캡이 있는 것만큼은 사실이다.

솔직히 나는 하늘이 내린 마라토너는 아니다. 폐활량이 엄청난 수준도 아니고, 지구력 하나로 버티기에는 스피드 감각도 좀 떨어지는 편이다. 보통 사람의 두 배에 해당되는 폐활량을 가진 영조는 풀코스를 완주한 지

4번 만에 금메달을 목에 걸었다. 하지만 나는 좋은 성적이 나오지 않더라도 달리고 또 달렸다. '달리고 달리다 보면 언젠가는 좋은 날이 올 것이다'라는 기대로 끊임없이 달렸다.

혹자는 황영조를 이태백에, 나를 두보에 비유하기도 한다. 그만큼 내가 노력파라는 말일 것이다. 그리고 이런 점 때문에 나를 좋아한다고 말한다. '끈기'와 '노력'. 이 두 가지만 있으면 세상에 못할 일이 없다는 진리를 내가 보여주었다는 것이다. 엄청난 과대평가 앞에서 민망해지기도 하지만 한편으로는 나의 땀방울을 알아주는 이들이 있어서 고맙다. 노력은 언젠가는 좋은 결과를 낳는다. 그 시기가 다소 늦어질 수도 있고, 기대만큼 좋은 결과는 아닐 수도 있지만 반드시 보답은 주어진다.

첫 번째 보답은 1992년 도쿄국제하프마라톤대회에서 나타났다. 4위로 들어와서 메달권 진입에는 실패했지만 이때 내가 낸 한국최고기록 1시간 1분 4초는 아직도 깨지지 않고 있다.

대학교 4학년이 되면서 나는 또 다른 고민에 빠지게 되었다. 실업팀으로의 유입이었다. 서울시청팀 선수들은 일반적으로 대학 졸업과 동시에 다른 곳으로 떠난다. 졸업과 맞물려 들어오는 선수들에게 자리를 내줘야 하기 때문이다. 원한다면 더 머무를 수도 있지만 내가 그 자리를 지키고 있으면 다른 신입 선수에게 주어질 기회가 그만큼 줄어들게 된다.

하지만 원한다고 해서 모두 실업팀으로 갈 수 있는 것은 아니다. 실업팀으로 가기 위해서는 메이저급 국제대회에서 우승을 해야만 했다. 나는 두 번째의 승부수를 1993년 하와이 호놀룰루국제마라톤대회에 던졌다. 대학 진학을 위해 전국체전에 목숨을 걸었던 것처럼 미친 듯 연습을 해댔다. 훈련을 담당했던 코치조차 걱정의 눈빛을 보낼 정도였다. 그리고 나는 이 대회에서 당당히 우승을 거머쥐었다.

대회 후 얼마 지나지 않아 우리나라 최고의 운동 명문 코오롱 팀에서 스카우트 제의가 들어왔다. 이제는 '학생' 이 아니라 우리나라를 대표하는 실업선수로서 세계를 누빌 수 있게 된 것이다. 그리고 나는 코오롱에서 평생 '실과 바늘' 이라 불릴 만큼 긴밀한 관계를 유지했던 오인환 코치를 만났다.

왔노라, 달렸노라, 그리고
이겼노라!

　운동선수와 감독, 코치의 관계는 긴밀해야 한다. 아무리 뛰어난 선수라도 자신을 이끌어줄 사람을 제대로 만나지 못하면 그 능력은 모래 속에 묻히고 만다. 그런 점에서 한국 마라톤 역사에 한 획을 그은 고 정봉수 감독과 나를 세계 최고의 마라토너로 거듭나게 해준 오인환 코치는 오늘날의 나를 만든 일등공신이다.

　재미있는 것은 두 분의 선수 관리 스타일이 참 많이 달랐다는 점이다. 단거리 선수 출신으로 엄청난 카리스마를 갖춘 고 정봉주 감독은 '독사' 라고 불릴 만큼 선수 관리가 철저한, 무서운 분이었다. 반면 오인환 코치는 선수들의 심리를 잘 파악하고, 자신의 능력을 백분 발휘할 수 있도록 아낌없이 지원을 하는 너그러운 스타일이다.

　어느 분의 지도방식이 옳다고 콕 짚어 말하기는 어렵다. 두 분 모두 나에게 없어서는 안 될 소중한 스승이었고, 많은 것을 배웠다. 만일 고 정봉수 감독이 안 계셨더라면 그만큼 열심히 연습을 하지 못했을 것이며, 자기 관리가 얼마나 중요한지 평생 몰랐을 수도 있다.

또한 오인환 코치에게 배우지 못했다면 나에게 맞는 훈련방법을 찾아내지 못했을 것이다. 비록 나중에는 정 감독님과 결별하게 되는 사건이 발생하기도 했고, 투병 중 찾아뵙지도 못한 채 먼 길을 떠나셨지만 내 인생에서 가장 큰 영향을 미친 분임은 분명하다.

코오롱 팀에 들어간 후 받게 된 훈련은 이전과는 차원이 달랐다. 명문 육상팀이라는 이름이 괜히 붙은 게 아닌 듯했다. 혹독하기로 소문난 훈련 강도도 그랬고, 철저한 사생활 관리 역시 그랬다. 내가 입단하기 전인 1992년에는 황영조가 바르셀로나올림픽에서 금메달을 땄고, 신기록 제조기 김완기도 올림픽 후 최고 기록을 갱신하며 전성기를 달리고 있었다. 특히 영조는 1994년 아시안게임 금메달, 1994년 보스턴마라톤 4위 등 화려한 기록을 달성하고 있었기에 1994년 조선일보대회 우승, 1995년 동아마라톤 우승이라는 나의 성적은 이들의 그늘에 가려 빛을 발하지 못했다.

영조는 지금의 내 아내 미순 씨를 소개해준 은인이자 좋은 친구지만 원망을 한 적도 있었다. 어쩌면 모차르트의 재능을 질투한 살리에르와 같은 마음이었을지도 모르겠다. 그의 능력은 인정했지만 한편으로는 자존심이 상했고, 그와 같은 시대에 마라토너의 길을 간다는 것이 속상했다. 그가 차지한 영광의 자리에 내가 있을 수도 있었다는 아쉬움 역시 컸다. 그래서 초창기 코오롱에서의 생활은 쉽지 않았다.

마음을 다잡게 된 계기는 1996년 애틀랜타올림픽이었다. 당시 내 나이 스물여섯 살. 이 대회에서 메달을 따지 못한다면 입대를 해야 하는 상황이었다.

머리를 후벼 파는 듯한 8월의 더위도 내 의지를 꺾지 못했다. 적절하게 컨디션을 조절하던 나는 5~6명의 선수들과 함께 선두그룹을 형성하고 있었다. 그런데 25킬로미터를 지날 무렵 갑작스럽게 남아프리카공화국의 투과니가 튀어나오기 시작하더니 계속 선두를 유지했다. 나와의 간격은 약 100미터.

그런데 투과니가 40킬로미터를 통과하는 시점에서 힘이 빠지는지 점점 뒤처지기 시작하는 것을 느끼고 나는 속도를 높였다. 이제 그와의 간격은 약 10미터. 메인 스타디움에 들어서면서 마지막 스퍼트를 내기 시작했지만 그를 따라잡기에는 결승점이 너무도 가까웠다. 결승점이 100미터만 더 뒤에 있었더라면 내가 우승을 할 수도 있었던 상황이었다.

투과니의 기록은 2시간 12분 36초였고, 나는 그보다 3초 뒤진 2시간 12분 39초였다. 1등을 놓친 것은 아쉬웠지만 군 문제를 해결했다는 기쁨에 웃음이 절로 났다. 선수생활을 지속할 수 있다는 것도 기뻤고, 사랑하는 미순 씨와 헤어지지 않아도 된다는 사실 역시 기뻤다. 여태껏 묵직하게 자리 잡았던 고민을 한순간에 날려버린 뜻깊은 경기였다. '한 번 진 선수에게는 두 번 지지 않는다'는 투지 역시 불타오르기 시작했다.

이 시기부터 나의 마라톤 인생에 점차 가속도가 붙기 시작했다. 특히 1996년은 '나의 해'라고 해도 좋을 만큼 좋은 일들이 많았다. 올림픽이 끝난 후 얼마 되지 않아 출전한 후쿠오카마라톤대회에서 연이은 우승으로 세계 톱 랭킹에 올랐다. 내 평생의 동반자 미순 씨와 결혼을 결심한 것도 이때였다.

1994년 보스턴마라톤대회에서 11위에 그친 후 좀처럼 나아지지 않는 컨디션으로 고민하고 있을 때 영조가 삼척에 있는 자신의 집에 다녀오자고 제안을 했다.

감독님에게 특별 휴가를 받고 떠난 삼척에서 나는 영조의 중학교 동창인 미순 씨를 처음 만났다. 청순하고 다소곳한 인상의 그녀를 처음 본 순간 한눈에 반한 나는 다음 날 생일파티를 함께하며 적극적인 구애에 나섰다. 처음에 미순 씨는 나를 별로 마음에 들어 하지 않았지만, 연습이 끝나자마자 5시간 동안이나 차를 몰고 서울과 삼척을 오가는 생활이 1년이나 이어지자 마침내 마음을 열었다.

지금 생각해도 우리의 데이트는 기다림의 연속이었다. 잦은 훈련과 대회, 그리고 회의. 갑작스레 회의가 길어졌던 어느 날, 그녀는 공원에서 자그마치 7시간이나 나를 기다리기도 했다. 만약 아내가 기다림에 지쳐 나를 떠났다면 이후의 좋은 기록이 과연 나올 수 있었을까? 아내는 그때부터, 아이들이 태어나 혼자 육아를 담당해야 하는 시기에도 늘 나의 운동에 방해가 되지 않도록 많은 신경을 써주었다. 고맙고 또 고맙다.

옆자리를 한결같이 지켜주는 아내와 체계적인 훈련 덕분에 나는 1998년 로테르담마라톤대회에서 한국 신기록인 2시간 7분 44초를 기록했다. 1994년 영조가 세웠던 종전 한국기록을

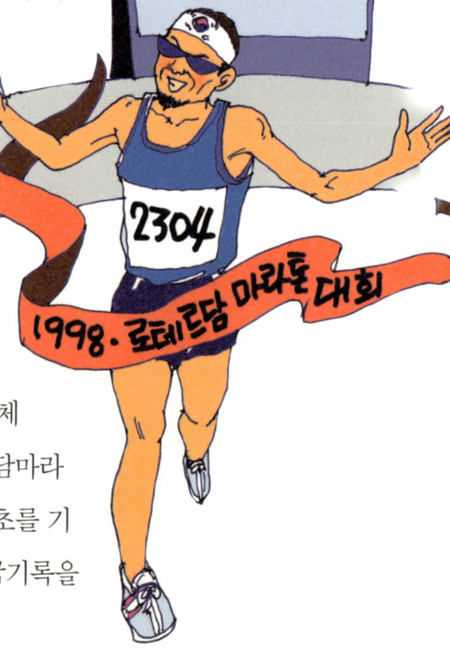

25초나 앞선 기록이자, '마의 8분'을 깬 획기적인 사건이었다. 코스가 좋아서 은근히 기대는 했지만 그렇게까지 좋은 결과가 나올 줄은 몰랐다. 당시 정봉수 감독은 다음 대회를 준비해야 한다며 출전을 강력하게 반대했지만 오기가 발동한 내가 우겨서 참가한 경기였기에 더욱 기분이 좋았다.

같은 해 방콕아시안게임에서도 일본의 마나이 아키라와 북한의 김중원을 제치고 금메달을 차지했다. 쏟아지는 박수갈채와 환호성에 귀가 먹먹할 정도였다. '매일이 요즘만 같으면' 걱정이 없을 것 같았다. 하지만 과도한 자신감 때문이었을까. 위기가 찾아왔다.

1999년 4월의 런던마라톤대회에서 나는 12등이라는 성적을 기록했다. 마무리 훈련 때 성적이 워낙 좋았던 터라 감독님도 은근히 기대를 하고 있었는데, 많이 실망한 눈치였다. 하지만 같은 날 로테르담대회에 출전한 김이용은 2시간 7분 49초로, 내가 냈던 최고기록에 이어 역대 2위 기록을 달성했다. 안타까운 것은 성적이 좋았음에도 불구하고 대회에서는 5위에 머물러 병역 혜택을 받을 수 없게 된 것이다. 김이용은 8월에 군 입대를 선언했다.

떠날 준비를 하는 후배를 보고 있으니 마음이 좋지 않았다. 같은 상황을 겪어본 경험이 있던 나인지라 남일 같지가 않았다. 그냥 두고 볼 수만은 없었기에 추석 무렵 사표를 써놓고 팀을 무단으로 이탈했다. 코오롱 측의 설득과 회유에 결국 다시 숙소로 돌아갔지만 이번에는 다른 문제가 발생했다. 회사에서 나의 이탈에 대한 책임을 물어 코칭 스태프의 일괄 사표를 요구한 것이다. 이른바 '1999년 코오롱사태'의 시작이었다.

임상규·오인환 코치와 나, 손문규·김이용·권은주·김수연·오정희·제임모 등 선수단 전원이 정 감독과 결별을 선언하고 팀을 뛰쳐나왔다. 어떤 사람들은 여태까지 키워준 감독을 외면하고 밖으로 나온 내게 비난의 손가락질을 해댔다. 하지만 어느 집이나 그렇듯 말할 수 없는 '내부 사정'이라는 것이 존재한다. 우리들 역시 마찬가지였다.

우리 팀이 해체되었다는 소식을 전해들은 여러 곳에서 거액의 연봉을 제시하며 스카우트 제의를 해왔지만 우리 모두를 원하는 곳은 없었다. 여기까지 와서 후배들을 버리고 나 혼자 갈 수는 없는 일이었다. 우리 모두가 살아남기 위한 유일한 방법은 실력으로 승부하는 것이었다. 목표는 2000년 도쿄마라톤대회. 시드니올림픽 출전권을 따내기 위해서는 이 대회에서 좋은 성적을 거두는 방법밖에 없었다.

그때만큼 힘들었던 시간은 없었던 것 같다. 매일 훈련을 하면서도 '이렇게 마라톤 인생이 끝나는 것은 아닐까' 걱정이 들었지만 후배들에게 내색을 할 수는 없었다. 내가 약한 모습을 보이면 무너질 것이 뻔했기 때문이었다. 우리 팀의 미래가 내 두 다리에 걸려 있다는 부담 때문인지 스피드가 원하는 만큼 나오지 않아 불안했던 것도 사실이다.

팀을 탈퇴한 상태였기 때문에 우리는 숙소에서부터 식사, 차량, 훈련에 필요한 모든 부분을 자체적으로 해결해야만 했다. 충남 보령과 경남 고성의 허름한 여관방에 거처를 마련해서 매일 4,000원짜리 밥으로 허기를 달래고 찬바람을 맞으며 뛰고 또 뛰었다. 외인구단 같은 행색과 마음으로 훈련하는 우리를 본 몇몇 기자는 슬그머니 돈을 내놓고 가기도 했다. 수억 원보다 고마운 후원금이었다. 우리를 관심 있게 지켜보는 이들을 절대 실망시켜서는 안 된다는 다짐이 더욱 굳어졌다. 이런 와중에 도쿄국제마라톤대회 날짜가 점점 다가왔다.

컨디션은 나쁘지 않았
다. 다만 차가운 바람을
얼마나 끌어안고 뛸 수
있는가 하는 부분이
가장 중요했다. 결과는
2시간 7분 20초. 비록 우승
은 놓쳤지만 1등보다 값진
2등이었고, 한국 최고 기록이
었다(이 기록은 아직까지도 깨
지지 않고 있다). 결승점을 통과한 후 오인환
감독을 끌어안고 얼마나 눈물을 흘렸는지 모른다. 내
평생 흘릴 눈물을 그날 다 흘린 것 같다. 그때까지 했
던 고생이 스쳐 지나며 눈물이 났고, 그 고생이 값진 결과를 가져다준 것이
기뻐서 눈물이 났다. 우리 팀을 해체하지 않고 올림픽에 나갈 수 있게 되었
다는 사실 역시 눈물을 가져다주었다.

2000년 시드니올림픽에 무소속으로 출전을 시킬 수 없다는 여론에 힘입
어 삼성전자가 우리를 주축으로 육상단을 창단했다. 올림픽을 준비하는 동
안 회사에서는 전폭적인 지원을 아끼지 않았다. 나 역시 삼성전자 육상팀
에서 처음 맞는 대회였기에 사명감도 컸고, 어머니와 형, 매형까지 시드니
에 찾아와 응원을 해줬기에 더욱 의욕이 불타올랐다.

하지만 모든 이들의 기대를 한몸에 받았던 시드니올림픽의 결과는 좋지
않았다. 19킬로미터 지점에서 앞서 달리던 선수 4~5명이 무더기로 넘어졌

고, 바로 뒤에 따라붙었던 나 역시 넘어진 선수들에게 걸려서 나뒹굴고 말았다. 나와 함께 걸려 넘어진 선수 중 몇몇은 들것에 실려 나가기도 했을 만큼 엄청난 피해를 입었다. 나 역시 허벅지에 부상을 입었지만 중도에서 포기할 수는 없었다. 심판에게 다시 뛸 수 있다고 강력하게 이야기한 뒤 레이스를 계속했다. 하지만 한 번 무너진 페이스는 다시 돌아오지 않았다. 게다가 허벅지의 통증도 달릴수록 점점 더 심해졌다. 24위. 중도에 포기하지 않은 게 어디냐며 다들 위로를 건넸지만 아쉬움은 달래지지 않았다.

다행히 이 아쉬움은 시드니올림픽 2개월 후에 열린 후쿠오카국제마라톤대회에서 조금이나마 사라졌다. 4년 만에 초청받은 이 대회에서 나는 2위라는 괜찮은 성적을 기록했다. 하지만 거기서 만족할 수는 없었다. 다음해에 개최되는 보스턴마라톤대회에서는 기필코 우승을 하겠다는 목표를 세우고 보령에 있는 전지훈련장에서 매일 쉬지 않고 훈련을 했다.

그러던 어느 날이었다. 여느 때와 마찬가지로 아침운동을 마치고 숙소에 막 들어서는데 전화기가 울렸다. 작은누나였다. 누나는 떨리는 목소리로 아버지의 임종을 전했다. 아무리 오래 뛰어도 끄떡없던 다리가 후들후들 떨렸다. 임종을 지키지 못한 자식……. 췌장암으로 몇 년 동안 고생하셨다는 걸 알면서도 뭐 하나 해드릴 수 없었다는 사실도 마음에 커다란 돌덩이가 되어 내려앉았다.

택시를 타고 천안으로 달렸다. 장례를 치르는 사흘 동안 참 많은 기억이 머리를 스쳤다. 힘들어하는 내 어깨를 두드리며 이제 운동 그만두고 결혼해서 편하게 살아라, 하고 말씀하셨던 아버지. 혹시라도 대회에 지장이 갈까 봐 암 진단을 받은 후에도 나에게는 말하지 말라고 당부하셨던 아버지. 가난하지만 부지런하셨고, 남에게 싫은 소리 한 번 하지 않으셨던 아버지……. 자식들에게 살갑게 굴지는 않았지만 그 존재만으로도 커다란 힘이 되었던 우리 가족의 중심이 이렇게 떠나다니. 무엇보다 얼마 남지 않은 결혼식을 보여드리지 못한 것이 못내 걸렸다.

아버지의 장례식을 치른 뒤 정신을 차려보니 그렇게 열심히 준비했던 보스턴마라톤대회가 한 달 앞으로 다가와 있었다. 과연 이렇게 지친 몸과 마음으로 대회를 무사히 마칠 수 있을까? 하지만 포기할 수는 없었다. 삼일장을 마친 후 나는 다시 전지훈련장으로 돌아왔다. 장례식 동안 운동을 하지 못해 다소 떨어졌던 컨디션도 며칠 동안 노력하니 다시 예전만큼 회복되었다. 대회를 잘 치러야 할 이유가 하나 더 생겼다. 아버지 영전에 기필코 우승컵을 선사해드리고 싶었다.

100여 명의 선수들과 출발선에 나란히 서서 신호를 기다리며 나는 마음속으로 빌었다. '아버지, 저에게 힘을 주세요.'

하늘에 계신 아버지가 도와주신 까닭일까. 나는 보스턴마라톤대회에서 당당히 우승을 거머쥐었다. 1950년 함기용, 송길윤, 최윤칠 선배들이 나란히 1, 2, 3위를 기록한 이후 한 번도 메달을 획득해본 적이 없는 보스턴 하늘 위로 애국가가 울려 퍼지는 순간 무언가 뜨거운 것이 가슴속에서 용솟음쳐 올랐다. 그 메달은 대한민국과 돌아가신 아버지에게 바치는 선물이었다.

"아버지, 지켜봐주셔서 감사합니다. 이제 편히 쉬세요."

42.195킬로미터×41번 지구 네 바퀴

흔히 마라토너에게 '결혼'이란 '은퇴'와 동일어로 사용된다. 대부분의 운동선수들이 그렇지만 마라톤의 경우는 특히 전지훈련이 많고, 1년에도 수차례 해외 경기가 있기에 365일 중 300일을 밖에서 보내야 한다. 이런 상황을 전부 이해하고 받아들여주는 배우자는 흔치 않다.

사실 나도 결혼을 결심하며 은퇴를 생각해보지 않은 것은 아니다. 그때까지 뛰어온 기록만으로도 후회는 없었다. 가슴을 울리는 애국가도 몇 번 들었고, 대한민국 최고 기록도 가지고 있었다. 나의 결혼 소식을 들은 사람들도 대부분 당연히 은퇴를 할 것이라 생각했다고들 한다. 하지만 내 생각은 달랐다. 오히려 결혼으로 안정을 찾으면 더 좋은 기록을 낼 수 있을 것 같았다. 다행히 아내도 나의 생각에 동의했다.

하지만 생각과 현실은 좀 다르다. 2002년 4월, 신혼여행지였던 유럽에서 아침마다 신발끈을 매는 나를 보면서 어쩌면 아내는 자신의 생각이 잘못되었음을 직감적으로 느꼈을지도 모른다. 결혼을 한 뒤에도 1년 중 2개월밖에 같이 지내지 못했고, 심지어 둘째는 혼자 낳아야만 했다. 하지만 이런 상황에서도 아내는 나에게 불평 한 번 한 적이 없었다.

만약 나의 부재에 대해서 아내가 한 번이라도 화를 내거나 운동을 그만두라고 했다면 이후의 기록이란 없었을 것이다. 자신이 아플 때도 내가 걱정할까 봐 일부러 씩씩하게 말하는 사람. 나의 아내는 그런 사람이다.

이런 내조 덕분에 나는 결혼 뒤에도 계속 선수생활을 할 수 있었다. 4월에 결혼식을 치르고 처음으로 맞았던 2002년 부산아시안게임 1등은 나의 동반자가 되어준 아내에게 바치는 최초의 선물이었다. 그 뒤로도 오랫동안 세계를 누비며 숱한 경기에 참가했다. 하지만 점차 변하는 시대의 기류가 조금씩 버거워졌다.

예전의 마라톤은 페이스 조절을 잘 하거나 작전을 잘 짜면 지구력이 좋은 선수에게 유리했다. 그렇지만 2005년 이후부터는 스피드에 중점이 두어지기 시작했다. 30대 중반에 접어든 나에게는 세계기록 갱신이 점점 먼 이야기가 되어가고 있었다. 실제로 2008년 하일레게브르 셀라시에가 세운 세계 신기록은 2시간 3분 59초. 42.195킬로미터를 이 시간에 달리기 위해서는 100미터를 17.65초에 뛰어야 한다. 대부분의 일반인들이 전력질주를 하는 속도와 맞먹는다. 이것을 자그마치 420번이나 동일한 속도로 달려야만 가능한 기록이다.

물론 늘 스피드에서 뒤졌던 것은 아니다. 2007년 서울국제마라톤대회는 지금까지 출전했던 44개의 대회 가운데 가장 극적인 경기였다. 선두보다

100미터나 뒤쳐져 3등을 달리고 있던 나는 35킬로미터 지점을 통과하는 순간 갑자기 초인적인 힘이 솟아났다. 그리고 40킬로미터를 지날 때에는 케냐의 폴 키프로프 선수를 순간적으로 제치고 1위로 결승점을 통과했다. 서른일곱 살의 나이에 얻어낸 불꽃 같은 역전 레이스에 사람들은 환호를 아끼지 않았다. 하지만 그때부터 나는 조금씩 느끼고 있었다. 이제는 진정한 은퇴를 준비해야 하는 시기임을.

솔직히 말하자면, 한국 마라톤의 기록은 초라하다. 한국 마라톤의 최고 기록은 2000년 도쿄마라톤대회에서 내가 기록한 2시간 7분 20초에 12년 동안 머물러 있다. 그에 비해 세계 기록은 따라 잡기 힘들 만큼 벌어졌다. 신체적인 특징도 있지만 그만큼 선수가 부족하기 때문이다. 풀코스를 뛴 경험이 있는 선수가 70여 명에 불과하고 훈련의 강도는 점점 약해지는 추세다. 요즘 선수들은 영조나 내가 코오롱에서 받았던 훈련의 강도를 견디지 못한다고들 한다. 훈련을 받는 만큼 몸이 강해진다는 사실을 잘 알고 있는 나로서는 참 안타까운 일이다.

나는 마지막 무대로 2009년 전국체전을 선택했다. 제일 처음 마라톤 풀코스를 시작했던 대회였기에 마지막 또한 이곳에서 장식하고 싶었다. 반드시 우승을 할 필요도 없었고, 화려한 이벤트도 바라지 않았다. 그저 20년이 넘는 선수생활을 뒤돌아보며 후회하지 않을 만큼 열심히 뛰고 싶다는 마음뿐이었다.

출발선에서 긴장감보다 눈물이 앞선 대회는 이때가 처음이자 마지막이다. 내 앞에 누가 있는지, 옆 주자와의 간격은 얼마인지 의식하지 않고 온전히 나만을 위해 뛰었다. 끝이 보이지 않을 것만 같았던 결승점에 도달하며 나는 마음속으로 말했다. 수고했다고.

나는 이 대회를 마지막으로 은퇴할 때까지 총 44번 풀코스에 도전했으며, 그중 41번 완주했다. 완주한 대회 중에서 우승은 10번, 준우승은 6번 차지했다. 재미있는 것은 3등은 한 번도 해본 적이 없다는 사실이다. 하다못해 13번의 하프마라톤대회에서도 3등 기록은 없다. 나는 어지간히 동메달과는 인연이 없는 모양이다.

전적도 부족하지 않은 편이지만 여태껏 뛰어온 거리를 합산해보면 나 자신도 놀랍다. 풀코스 41번 완주에 하프마라톤 13번이니 이것만 해도 200만 킬로미터가 넘는다. 지구 한 바퀴가 4만 킬로미터에 해당되니 지금까지 최소 지구를 네 바퀴 이상 뛰어서 돈 셈이다. 여기에 대회를 앞두고 시작하는 12주 훈련까지 포함시키면 얼마나 될까. 내가 뛰어온 길이지만 새삼 참 먼 길을 뛰어왔구나, 하는 생각이 절로 든다.

내가 이처럼 먼 길을 달려올 수 있었던 것은 아마도 내 성격 자체가 우직했기 때문이 아닐까 싶다. 감독님의 말을 빌리자면 지나칠 만큼 우직하다. 잔꾀를 부리거나 재능을 믿고 나태함에 빠진 적은 한 번도 없다. 내 재능이 타고났다고 생각되지도 않고, 잔꾀를 부릴 만큼 여러 가지에 신경을 쓰지도 못한다. 물론 나도 일탈을 한 경험은 있다. 팀에 말도 하지 않고 무단으로 외출을 하거나 훈련 중 동료들과 함께 몰래 나가서 새벽까지 술을 마시고 들어오기도 했다. 이 정도의 일탈도 없었더라면 아마 갑갑해서 견디지 못했을 것이다.

한번에 타올랐다가 빛을 뿜어내고 사그라지는 불꽃이 아니라, 꺼질 듯하다가 다시 살아나고 살아나서 한참 피어오르다가 다시 숨을 죽이며 살아온 마라톤 인생이었다. 그다지 드라마틱하지는 않을지 몰라도 밟아도 밟아도 드러누웠다가 다시 일어서는 풀처럼 은근한 인내심과 끈기를 보여준 삶이었기에 많은 사람들이 나를 좋아하는 것이 아닌가 하는 생각이 든다.

은퇴 후에도 나는 여전히 집 근처 뚝방을 매일 아침 달린다. 아이들이 집에 있는 휴일이면 함께 공원에 나가서 산책도 하고, 공놀이도 하며 시간을 보낸다. 이렇게 평범한 일상을 얼마나 바랐는지 모른다. 물론 집에 있는 메달과 트로피, 그리고 훈련을 받을 때 신었던 낡은 운동화들을 보고 있으면 예전처럼 한 번 더 레이스를 해보고 싶다는 생각이 들기도 한다. 하지만 내가 해야 할 더 많은 일이 남아 있다. 체육인으로서 받을 수 있는 가장 영예로운 상인 '청룡상'을 나에게 수여한 것도 나라를 위해 더 많은 일을 하라는 의미였을 것이다.

일단, 나는 그 시작을 내 주위에서부터 하고자 한다. 돈이 없어서 체육을 하지 못하는 아이들을 위한 후원행사나 대회가 있을 때는 빠지지 않고 달려간다. 어린 시절이 부유하지 못했기에 도움을 주고 싶은 마음이 더욱 크다. 적십자활동이나 손기정기념재단활동, 세계육상선수권대회 홍보 등 나에게 주어진 역할도 성실해 해내고 싶다.

최종적으로 내가 가야 할 길은 우리나라 체육인 양성에 관련된 부분이 아닐까 싶다. 엘리트 체육인을 양성하기 위해서는 나이에 맞는 훈련을 체계적으로 받아야 한다. 하지만 현실은 선수 개인에게 너무 많은 부담을 요구한다. 이 때문에 돈이 없어서 체육을 포기하는 아이들이 많다. 주어진 재

능을 꽃피우지 못하고 사라지는 경우를 최소화해야만 우리나라의 체육이
살아날 수 있다. 그리고 나는, 그 길에 아낌없이 나를 투자할 것이다.

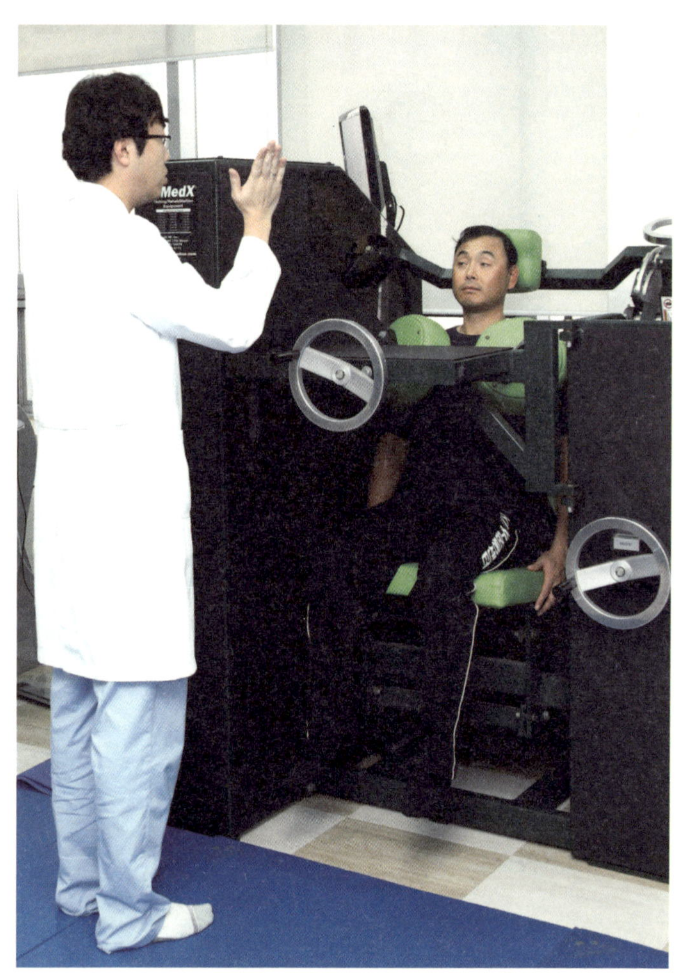

part2

어른을 위한 척추 건강법

이봉주 선수와의 인연

월스기념병원은 10여 년 전, 미국 현대척추외과의 선구자 월스 교수의 뜻을 이어받아 개원한 이래, '미해결 척추질환의 연구, 세계적 수준의 척추치료'를 위해 오직 한 길을 걸어왔다. 이러한 노력을 인정받아 2011년 국내 최초로 보건복지부 지정 '척추전문병원' 및 '의료기관인증'을 동시에 획득하는 영광을 거머쥐며 올해로 개원 12주년을 맞이했다. 매년 발전하는 병원의 모습을 보는 것은 나에게 크나큰 즐거움이다. 여기에 진료하는 즐거움이 하나 더 보태졌으니, 바로 이봉주 선수와의 만남이었다.

병원을 찾는 유명인들은 많지만 이 선수는 나에게 좀 특별했다. 나는 일상생활은 물론 진료를 할 때도 메모를 하는 습관이 있는데, 환자 중에서 이에 관심을 가지거나 질문을 해온 사람은 거의 없었다. 특히 유명인 중에서는 그런 경우를 찾아보기가 더욱 힘들었다. 이 선수는 메모를 하는 내 모습에 호기심을 가지고 질문을 던져온 최초의 유명 인사였다.

진료를 위해 만남을 거듭할수록 그는 더욱 놀라운 모습을 보였다. 척추에 대한 풍부한 지식을 가지고 있으면서도 정확한 정보를 얻기 위해 나의 이야기에 귀를 기울였다. 자신의 이야기를 솔직하게 털어놓고 이런저런 조언을 구하는 모습도 신선했다. 보통 유명인들은 사람들의 시선을 의식하여 약점을 숨기기 마련인데, 그는 그렇지 않았다. 이 험한 세상에서 그런 순수함을 가지고 지금껏 살아남았다니, 의아함마저 생겨날 정도였다.

처음 그가 병원을 찾은 까닭은 수원에서 처음으로 개최된 마라톤 대회에 참가하기 전 척추 검사를 받기 위해서였다. 마라토너의 정년 나이를 훌쩍 넘어 은퇴를 한 후에도 자신을 찾는 대회에 빠지지 않고 참가하는 그의 성실한 모습에 한 번 놀랐고, 그 오랜 시간 달려왔음에도 불구하고 척추 건강이 상당히 양호하다는 사실에 두 번 놀랐다. 물론 마라토너라면 누구나 겪는 작은 문제들은 있었지만 짝발에 평발이라는 치명적인 약점을 가지고도 척추 상태가 이렇게 양호하다는 것은 그가 평소 자기 관리를 철저히 했다는 증거이기도 하다.

치료가 끝난 다음에도 그는 잊지 않고 병원을 찾아 몸 상태를 점검하고 평소 궁금했던 부분에 대한 질문도 잊지 않았다. 이런 탐구정신과 굳건한 의지가 지금의 이 선수를 만든 것이 아닐까 싶다.

그는 정말, 대단한 선수이자 남자다. 또한 멋진 사람이다. 그를 알고 지내는 사람이라면 누구나 그렇게 평가하리라 믿는다. 지난 시간 동안 겪어온 그의 이야기를 들으면 그가 왜 멋진 사람인지 알게 될 것이다.

“안녕하세요 척추 박사님”, “반갑습니다 무쇠다리 씨!”

이 선수 : 안녕하세요, 원장님. 그동안 별일 없으셨어요?

박 원장 : 아, 이봉주 선수. 오랜만이에요. 지난 상담 이후 한참 못 봤네요. 저야 늘 똑같죠. 휴가도 없이 진료와 수술에만 매달렸어요. 단조로운 생활 이죠. 그죠?

이 선수 : 저야말로 달리기만 했던 사람인걸요. 집과 달리기, 이 두 가지 외 에는 생각해본 적이 없어요.

박 원장 : 그런 강직함이 지금의 이 선수를 만든 것 아니겠어요? 자신을 기 념하는 도로가 있을 만큼 우리나라의 대표적인 마라토너 아닙니까. 그 도 로 위치가…… 아마 이 선수 고향이었죠?

이 선수 : 아휴, 쑥스러워요. 2001년 보스톤마라톤대회 우승을 기념하는 의 미로 제가 다니던 초등학교에서 직산에 이르는 5킬로미터 구간의 길에 ‘봉 주로’ 라는 이름이 붙었더라고요.

박 원장 : 이 선수가 살던 마을을 ‘봉주마을’ 이라고 부른다는 이야기도 들 었어요. 동네 사람들도 그렇고, 이봉주 선수한테도 굉장히 영예로운 일이 네요.

이 선수 : 많은 분들께 감사해요. 달리는 재주 하나밖에 없는 사람인데 과분하다 싶기도 하고요. 그만큼 제가 더 열심히 기여해야죠. 2010년 1월에는 이봉주 훈련코스라는 이름이 붙은 고성마라톤대회도 열렸어요. 앞으로 제 이름을 딴 대회에는 모두 참석해서 축하를 해줄 예정이에요.

박 원장 : 이 선수를 볼 때마다 참 대단하다, 싶어요. 많은 사람들에게 용기를 불어넣어 줬고, 대한민국 사람이라는 자긍심도 심어줬으니까요. 예전에는 마라톤이 지루한 운동이라고 생각했는데, 이 선수를 만나면서 저도 생각이 많이 바뀌었어요. 기승전결이 뚜렷한 소설책을 읽는 것 같다고나 할까요?

이 선수 : 아휴, 그렇게 말씀해주시니 몸 둘 바를 모르겠네요. 그나저나 갑작스럽게 책을 내자고 말씀드린 것 아닌가 살짝 걱정이 되기도 했어요. 진료하시느라 힘드실 텐데 인터뷰 시간을 내주시는 것도 정말 감사하고요.

박 원장 : 아닙니다. 예전부터 책에 대해 생각하고 있었는데 병원일 때문에 미뤄두었어요. 이 선수가 아니었다면 한참 뒤에나 가능했을 겁니다. 그런 점에서 오히려 제가 이 선수에게 감사하고 있습니다.

이 선수 : 그렇게 생각해주시니 정말 감사해요. 원장님이 정확하게 진료하고 치료해주셔서 허리가 많이 좋아지기도 했고, 어떤 질문을 해도 알아듣기 쉽고 친절하게 설명해주셔서 늘 감탄했어요. 원장님께 상담받고 치료를 진행하면서 같이 책을 내보고 싶다는 생각이 들었어요. 이런 마음이 드는 경우는 흔치 않은데요.

박 원장 : 질문을 그렇게 많이 하는 선수도 흔치 않아요, 하하하. 이 선수와 이야기하면서 저도 많은 자극을 받았어요. 환자들이 잘못된 정보를 그대로

받아들여서 오히려 척추가 더 망가지는 경우가 종종 있거든요. 과거에는 맞는 정보였지만 새로운 연구 결과가 발표되면서 기존의 학설이 뒤집히는 경우도 있고요. 그런 분들을 위해서라도 책이 꼭 필요하다는 생각을 했습니다.

이 선수 : 아무래도 주위 사람들에게 이야기를 듣거나 인터넷에 올라와 있는 정보를 그대로 받아들이는 경우가 많으니까요.

박 원장 : 맞아요. 특히 인터넷은 득이 되는 경우도 많지만 실이 되는 경우도 적지 않아요. 잡다한 정보를 짜깁기해서 올리다보니 오류가 발생할 수밖에 없죠. 전문가가 직접 운영하거나 올린 글이 많지 않은 게 사실이니까요.

이 선수 : 전문가가 알려주는 정확한 척추 정보와 실생활에서의 응용법. 듣기만 해도 좋은데요?

박 원장 : 그렇죠? 하하하. 그럼 이제 본격적으로 척추에 관련된 이야기를 시작해볼까요?

올바른 척추에
올바른 마음이 깃든다

박 원장 : 척추 치료를 하면서 많은 운동선수를 만나지만 늘 놀라워요. 힘든 시간을 견뎌내면서 꾸준히 훈련을 하는 것도 대단하고, 숨이 턱에 차오르는 것을 참아가면서 계속 뛰는 것도 대단해 보여요.

이 선수 : 매일 다섯 시간 동안 20킬로미터씩 달리다 보니 이젠 앉아 있는 것보다 서 있는 것이 더 익숙해요. 그래서 이렇게 앉아서 일을 하시는 분들을 보면 더 대단해 보여요.

박 원장 : 저도 앉아 있는 시간보다 서 있는 시간이 많습니다. 진료는 앉아서 하지만 수술은 내내 서서 해야 하니까요. 정적으로 보이지만 상당히 체력을 필요로 하는 직업이에요, 하하하.

이 선수 : 아, 그렇군요. 이런 공통점이 있었네요, 하하하.

박 원장 : 그런데 정말 서 있는 자세가 앉아 있을 때보다 더 편한가요?

이 선수 : 네. 같은 자세를 유지하는 건 힘들지만 걸어 다니는 건 편해요.

박 원장 : 역시 이 선수는 몸이 먼저 반응을 하네요. 우리가 흔히 쉬었다 가자며 자리에 앉는데, 사실 척추는 서 있을 때보다 앉아 있을 때 훨씬 많은 압력을 받거든요. 그러니 척추 입장에서는 휴식이 휴식이 아닌 거죠. 물론

척추 뼈와 뼈 사이의 디스크가 닳아 없어져서 쿠션 역할을 하지 못할 경우에도 앉아 있는 것보다 걸어 다닐 때 통증이 덜하긴 해요. 이 선수는 지금 허리가 아프진 않죠?

이 선수 : 네. 아픈 데는 없어요. 그런데 원장님 말씀을 듣고 나니 갑자기 조금 아픈 것 같기도 하네요. 하하하.

박 원장 : 제가 너무 겁을 줬군요. 하하하. 가장 좋은 방법은 척추의 S자 곡선을 잘 유지하는 것이에요. 평소 자세만 잘 잡아주면 척추질환은 생기지 않아요. 물론 알고 있으면서도 실천하는 게 쉽지만은 않죠.

이 선수 : 운동도 마찬가지인 것 같아요. 어떤 운동이든 시작할 때 가장 먼저 배우는 게 자세잖아요. 같은 동작을 1,000번 이상 반복해야만 익숙해지거든요. 자세가 올바르게 잡히지 않으면 좋은 성적을 거둘 수 없어요.

박 원장 : 그렇죠. 골프를 칠 때도 편한 대로 치겠다고 자기 마음대로 골프채를 휘둘러댄다면 절대 좋은 성적을 얻지 못하는 것과 마찬가지에요.

이 선수 : 그런 사람과는 필드에 함께 나가기도 무서울 것 같은데요?

박 원장 : 그렇기도 하네요. 하하하. 이 선수의 지적대로 일단은 자신에게 해가 되고, 두 번째로는 타인에게도 안 좋은 영향을 미쳐요. 척추질환으로 인해서 회사에 복귀하지 못하는 사람의 수가 점점 늘어나고 있는데, 자신의 손해일 뿐 아니라 국가의 입장에서도 엄청난 인력 낭비지요.

이 선수 : 그런데 실제로 매순간 올바른 자세를 유지하는 것은 너무 힘들어요. 저도 나름 신경을 쓰지만 30분 정도 지나면 금세 자세가 흐트러지더라고요.

박 원장 : 그래서 습관이 중요하다고 하는 거예요. 처음에는 신경을 써야만

바른 자세가 유지되지만, 그 자세가 익숙해진 이후에는 굳이 신경을 쓰지 않아도 저절로 자세가 유지되거든요. 장시간 같은 자세를 유지하는 것 자체가 척추에게는 무리예요. 의자에 앉아 있는 일이 많은 사람들은 한 시간에 한 번 정도 일어서주는 것이 좋고, 일어서서 일을 많이 하는 사람들은 스트레칭으로 근육을 풀어주는 것이 좋습니다.

이 선수 : 아, 그럼 꼿꼿하게 계속 서 있는 것도 안 좋은 거였군요. 저는 같은 자세로 서 있는 게 가장 좋은 거라고 생각했어요. 오히려 신경을 안 쓰고 편하게 있는 것이 좋을 수도 있겠네요.

박 원장 : 이 선수는 전체적으로 자세가 좋은 편이에요. 수천 번의 반복을 거쳐 좋은 자세가 생활화된 증거라고나 할까요. 사람들이 전부 이 선수 같은 자세를 유지한다면 허리 통증이나 디스크질환으로 병원을 찾는 환자들이 현저하게 줄어들 텐데 말이에요.

이 선수 : 아휴, 저도 자세가 망가질 때가 많아요. 그런데 환자들이 줄어들면 병원 입장에서는 안 좋은 것 아닌가요? 하하.

박 원장 : 병원을 경영하는 입장에서는 그렇죠. 하지만 의사의 입장에서 누구나 꿈꾸는 것은 '모두가 건강한 세상'입니다. 타인의 아픔이 나의 즐거움이 되는 일은 있을 수도 없고 있어서도 안 되죠. 사실 병원을 찾아오시는 분들을 보면 마음이 안 좋을 때가 많아요. 조금만 주의했으면 훨씬 편안한 삶을 살 수 있을 텐데, 혹은 조금만 더 빨리 찾아왔으면 수술을 피할 수 있었을 텐데, 하는 안타까움이죠. 저는 그분들이 조금이나마 편안한 삶을 살 수 있게 도와드리는 역할을 담당하고 있다고 생각합니다. 몸을 구성하는 모든 부분이 그렇지만, 특히 척추가 아프기 시작하면 일상생활이 힘들어

지고 여행도 갈 수 없고, 운동도 맘껏 할 수 없잖아요. 평생을 고생하며 살다가 자식들 다 키워놓고 이제 좀 살 만하다, 할 때 척추에 문제가 생기는 분들이 많아요. 사실 그 전부터 척추는 비명을 지르고 있었는데 그걸 간과해온 거죠. 먹고살기 바빴으니까요.

이 선수 : 속이 쓰리거나 머리가 아프면 통증이 심하니까 바로 약을 복용하고 심해지면 병원을 찾는데, 척추에 대해서는 유독 대수롭지 않게 생각하는 분들이 많은 것 같아요. 나이가 들면 자연스럽게 나타나는 증상이라고 생각해서 더 그렇겠죠?

박 원장 : 아무래도 그렇죠. 살아가면서 허리 통증을 한 번도 경험해보지 않은 분들은 거의 없을 거예요. 통계에 따르면 80퍼센트 이상의 사람들이 한 번 이상 허리 통증 때문에 고생을 하고, 그중에서 20퍼센트 정도는 최근 3개월 이내에 허리 통증을 경험한적이 있다고 합니다. 이처럼 흔한 증상이기 때문에 좀 지나면 낫겠지, 하고 생각하는 경우가 많은 게 사실이죠. 시간이 지나면 통증이 좀 사라지기도 하니까요. 하지만 그런 증상이 반복될수록 점점 더 몸은 망가지게 되는 거죠. 요통은 척추가 사람에게 보내는 SOS 신호입니다.

척추는 어떻게 구성돼 있을까?

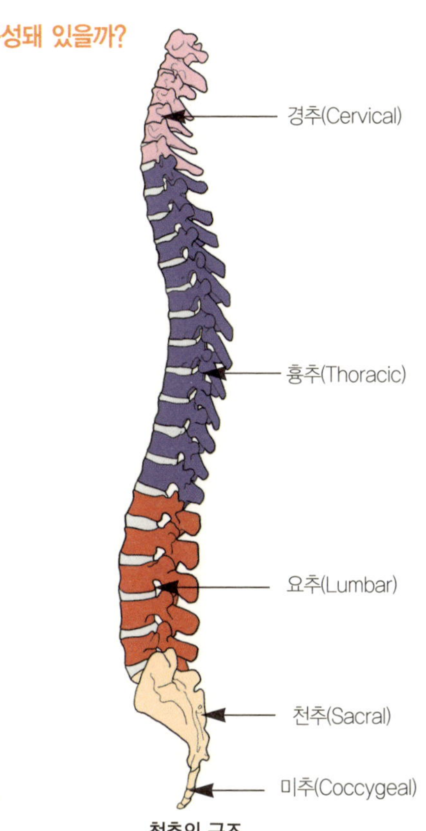

척추의 구조

'우리 몸의 기둥'이라 불리는 척추는 신체의 중심을 잡고, 신경을 보호하는 중요한 역할을 담당한다. 성인 몸무게를 감당할 수 있을 만큼 조직이 견고한 동시에 각 관절을 뜻대로 구부릴 수 있을 만큼 유연성을 겸비하고 있는 역 S자 구조이기 때문에 웬만한 자극에는 끄떡없는 것이 척추의 특징이다.

두개골과 골반 사이에 위치하고 있는 척추 중 움직이는 부분은 7개의 경추(목뼈), 12개의 흉추(등뼈), 5개의 요추(허리뼈)가 있다. 그리고 천추와 미추가 척추를 이루는 주요 부분이다.

가장 위쪽에 위치하고 있는 경추는 목 부위에 형성되어 있는 척추를 말한다. 척추 부위 중에서 유연성이 가장 뛰어나지만 상대적으로 크기가 작고, 성인 기준 4킬로그램에 육박하는 머리를 지탱해야 하므로 뼈와 신경이 복잡하게 얽혀 있어 다치기 쉽다. 과도한 압박에 노출될 경우 추간판이 튀어나오거나 근육에 문제가 발생하기도 한다.

제1경추인 환추(Atlas)와 제2경추인 축추(Axis)는 다른 척추골과 달리 목의 회전을 담당하고 있으며, 제3~제6경추는 전형적인 경추의 모양을 하고 있다. 제7경추는 목의 뒷부분을 만질 때 느껴지는 뼈로 많은 근육들이 붙어있다.

척추의 중간에 위치한 흉추는 경추보다는 크고 요추보다는 작은 크기로 구성되어 있다. 다른 부위에 비해 움직임이 적고 갈비뼈가 붙어 있어 안정적인 편이라 척추질환이 발생할 확률이 극히 미약하다.

허리 부위에 해당되는 요추는 상체 전체를 지탱해야 하므로 전체 척추 가운데 가장 크고 굵다. 쓰임이 가장 빈번하고 움직임이 잦아 다른 부위에 비해 퇴행이 빨리 일어나며 잘못된 자세가 지속되거나 충격을 받을 경우 통증이 일어난다. 우리가 흔히 '허리 디스크'라고 칭하는 병은 주로 요추에서 발생한다.

움직이지 않는 척추인 천골은 5개의 추골이 융합되어 형성된 척추다. 골반뼈와 연결되는 부위로 골반의 안정성을 유지하는 데 중요하다. 그 밑으로 꼬리뼈라 불리우는 미추가 있는데, 사람은 꼬리가 없기 때문에 미추가 퇴화되어 있다.

척추질환, 현대인의 문명병

이 선수 : 그런데 우리는 왜 이렇게 허리가 자주 아픈 걸까요?

박 원장 : 음…… 통증의 역사는 인류의 변천과정과 밀접한 연관이 있어요. 인간도 동물처럼 최초에는 두 손의 역할이 발과 별다르지 않았죠. 손과 발로 땅을 짚고 걸으면 척추는 원래의 모습대로 움직입니다. 하지만 어느 순간 인간의 손이 자유를 얻게 되면서 척추질환이 시작된 거예요.

이 선수 : 그럼 만약 우리가 네 발로 땅을 짚고 살면 척추질환은 없겠네요?

박 원장 : 그럴 가능성이 높죠. 직립보행을 시작하면서 척추질환뿐 아니라 여러 가지 관절질환이 시작됐다고 보는 학자들이 많습니다. 네 발로 걸어 다니는 동물은 머리부터 심장과 위, 소장과 각종 내부기관이 수평으로 위치하고, 자연스럽게 상하좌우 운동을 하죠. 따라서 땅을 디딜 때의 압력이 손과 발에 골고루 나눠지고 몸도 같이 지탱하면 되므로 척추에 큰 무리가 없습니다. 하지만 인간은 손이 자유로워져 이것저것 다른 일을 하게 된 대신 발을 땅에 디디고 있어야 하게 되었어요. 쉽게 말해서 네 명이 하던 일을 두 명이 나누어 하게 되었으니 당연히 힘들겠죠.

이 선수 : 손이 발에게 많은 빚을 지게 된 거네요, 하하하.

박 원장 : 그렇습니다. 궂은일을 발에게 미룬 셈이니까요. 하지만 손이 더 많은 빚을 지고 있는 부분은 바로 척추예요. 발이 아프면 쉬면 되지만 점점 모양이 변해가는 척추는 안에 있어서 잘 보이지도 않고 티도 안 나니 미안한 것도 모르고 지나가는 거죠.

이 선수 : 하나를 얻으면 하나를 잃게 되는 건 불변의 진리인가 봐요.

박 원장 : 하나를 잃은 대신 우리는 '문명'을 얻게 되었으니 하나를 잃고 수만 가지를 얻게 되었다고도 할 수 있죠. 우리가 문명을 이루는 데 이처럼 중요한 역할을 해온 척추에는 또한 그만큼 많은 통증이 발생합니다. 생활을 힘들게 만드는 척추 통증 1위는 바로 허리 통증이에요. C자 형태로 길게 이어진 등뼈 중에서 디스크 질환이 주로 발생하는 부위는 요추 4-5번과 요추 5번에서 천추 1번으로 이어지는 부위입니다. 각 척추를 연결해주는 추간판이 바로 디스크라 불리는 것인데, 여기에 문제가 생기면서 병이 발생하는 거죠.

이 선수 : 문제는 왜 발생하는 걸까요?

박 원장 : 여러 가지 원인이 있어요. 교통사고나 추락 등 외부 자극에 의한 손상도 있고, 나이가 들어서 발생하는 퇴행성 질환일 수도 있어요. 물론 이외에도 수많은 원인이 존재하죠. 하지만 가장 많은 비율을 차지하는 것은 잘못된 습관에 의한 발병입니다.

이 선수 : 아까도 말씀하셨듯이 올바른 자세를 가지면 병이 걸릴 확률이 줄어든다고 보면 되겠네요?

박 원장 : 거의 90퍼센트는 그렇다고 보시면 됩니다.

이 선수 : 잘못된 수면 자세 때문에 목 디스크에 걸리는 경우도 있나요?

박 원장 : 디스크가 결국 생활습관과 밀접한 연관이 있으니까요. 오랫동안 고개를 숙인 자세를 유지하거나, 높은 베개를 오래 사용하면 디스크 증상이 나타날 수 있어요. 목이 일자로 펴지면서 발생하는 문제들이죠. 일자목이 계속 방치되면 목이 역C자로 휘게 됩니다. 일명 거북목증후군이라고 부르는 질환입니다.

이 선수 : 아, 요즘 많은 사람들이 앓고 있다는 바로 그 질환이군요. 그렇다면 거북목증후군이 디스크인가요?

박 원장 : 엄밀하게 말하자면 아닙니다. 거북목증후군은 디스크의 주요한 원인이지만 디스크라고 하지는 않아요. 다만 거북목증후군인 사람은 디스크에 걸릴 가능성이 높죠. 또한 이 질환은 자각증상이 없어서 더 위험해요. 앉는 자세나 책, 스마트폰, 컴퓨터를 보는 자세가 좋지 않으면 발병할 확률이 높습니다. 이런 게 바로 습관적인 자세거든요. C자형 곡선을 이루어야 하는 목이 일직선으로 펴지면 디스크나 퇴행성 질환이 발생할 수 있습니다.

이 선수 : 책을 보거나 컴퓨터를 하는 시간이 많은 편인데, 그렇다고 이 모든 생활을 한꺼번에 바꿀 수도 없고……. 괜히 목 디스크를 현대 문명병이라고 하는 게 아닌가 봐요.

박 원장 : 최근 2년간 목 디스크 환자의 숫자가 10만 명이나 늘어났다고 합니다. 가장 큰 이유는 스마트폰 이용과 운동 부족, 흡연 때문이죠. 지하철을 타면 요즘에는 책 읽는 사람이 거의 없어요. 젊은 사람들은 전부 스마트폰을 들여다보고 있죠. 고개를 숙이면 숙일수록 목뼈가 점점 일자로 펴지기 때문에 거북목증후군이 발생할 위험이 그만큼 높습니다.

이 선수 : 목이 좀 뻐근하다 싶으면 고개를 이리저리 돌리며 간단한 스트레

칭을 해주곤 해요. 그러면 좀 시원해지는 느낌이 들죠. 이런 운동도 목을 쉬게 해주는 거겠죠?

박 원장 : 그렇죠. 생활습관을 100퍼센트 바꾸기가 힘들 경우엔 운동을 병행해주는 것이 좋아요. 어깨를 주물러주거나 목을 뒤로 천천히 젖히거나 돌려서 근육을 풀어주면 목에 부담이 줄어듭니다. 흔히 허리디스크보다 목디스크가 가벼운 질병이라 생각하시는데, 잘못된 생각입니다. 목디스크 탈출증은 전신마비를 불러일으킬 수 있는 질병이에요. 목 부분의 디스크가 탈출되면 중추신경인 척수를 누를 가능성이 높은데, 온몸의 신경을 연결해주는 척수가 압박을 받으면 뇌와 말초신경이 서로 소통을 하지 못하게 되어서 전신마비가 발생합니다. 말초신경이야 금방 회복이 되지만 척수는 조그만 압박에도 쉽게 손상되고, 일단 손상되면 회복이 거의 불가능합니다.

이 선수 : 앞으로 고개를 숙이고 있다는 사실을 인식할 때마다 한 번씩 고개를 들어주면 좋을 것 같아요. 그렇게 어려운 일이 아니니까요.

박 원장 : 맞는 말씀이에요. 간단한 것부터 하나씩 지켜 나가는 게 좋죠. 일을 하거나 공부를 할 때 고개를 오랫동안 숙이거나 컴퓨터 모니터를 향해 거북이처럼 목을 빼는 행동은 삼가야 해요. 그나마 다행인 것은, 일자목의 경우 습관만 제대로 잡아주면 쉽게 고칠 수 있다는 점입니다. 오늘부터 바로 실천하면 목은 하루 더 일찍 건강해지겠죠?

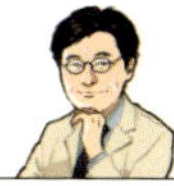

휴대폰 통화, 올바른 자세로 하세요

많이 알려져 있듯 휴대폰 통화는 몸에 해로운 영향을 많이 줍니다. 그중에서도 척추전문의의 입장에서 볼 때 가장 좋지 않은 것은 길거리에서 전화를 받으면서 걷는 자세라고 생각합니다. 일단 휴대폰 통화를 하게 되면 팔꿈치가 계속 굽혀 있는 상태인데, 이는 팔꿈치에 부담을 주게 되며 소위 '휴대폰 엘보'라는 주관 증후군의 발생 빈도를 높입니다. 또한 통화를 하면 목을 한쪽으로 더 가누게 되는데, 이런 자세가 반복되면 목 근육이 피로해져서 만성적인 근막증후군을 유발하게 되고, 목 디스크 관절 뒤 소관절 한쪽에 부담을 많이 주게 되어 추간공협착이 발생할 수 있는 가능성을 높이기도 합니다. 하지만 휴대폰이라는 문명의 이기를 아예 사용하지 않을 수는 없습니다. 일단 통화 중에 휴대폰을 쥐는 손을 번갈아가며 바꾸어 한쪽에 몰릴 수 있는 압력을 줄이면 좋겠습니다. 또한 휴대폰을 받는 자신의 자세가 비대칭적이지 않은지 살펴보는 습관을 가져야 하겠습니다. 이어폰이나 블루투스 헤드셋을 쓰는 것도 도움이 되겠지요.

IT시대의 젊은 층에게서 발견되는 거북목증후군

목의 곡선이 일자로 펴지는 거북목은 현대인의 생활습관과 깊은 관련을 갖고 있다. 책상에 앉아 컴퓨터로 일을 하는 경우 목의 곡선은 자연스럽게 일자로 펴진다. 이런 상태가 반복되면 목의 피로가 계속 누적되면서 통증이 유발되고, 목을 지탱해야 할 주위 근육이 제 역할을 하지 못하게 된다.

무엇보다 중요한 것은 이런 자세를 지속할 경우 디스크가 반복적으로 스트레스를 받게 되며, 이는 디스크의 퇴행성 진행이라는 결과를 낳게 된다. 이로 인한 디스크 높이의 감소는 다시 일자목을 악화시키는 악순환을 반복하게 된다. 일반적으로 목이 아프거나 등에 통증이 느껴지고, 목을 뒤로 젖히기가 힘들며 평소 피로감을 자주 느끼고 몸이 무겁거나 어깨가 뻐근할 경우 거북목증후군에 노출되었을 가능성이 높다. 엑스레이 검사만으로도 알 수 있으므로 진단도 쉽고 치료도 자세만 바로 잡아주면 된다. 컴퓨터 앞에 앉아 있는 시간을 가능한 한 줄이고, 한 시간마다 10분 정도 스트레칭을 해주는 것이 가장 좋다.

거북목증후군이 가장 많이 발생하는 연령층은 스마트폰이나 컴퓨터에 노출이 많은 젊은 층이다. 영상단말기의 화면을 장시간 사용함으로써 생기는 VDT증후군(Visual Display Terminal Syndrome)은 일자목과 긴밀한 연관관계를 가진다. 주요 증상은 시력 저하, 눈의 피로와 통증, 초점 분열 등이며 머리, 어깨 통증을 수반한다. 이 역시 경추 건강과 밀접한 관련이 있다고 볼 수 있다.

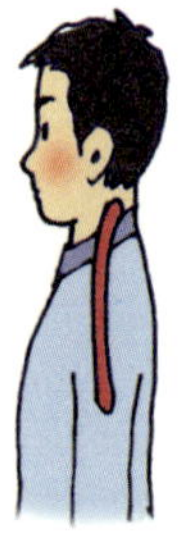 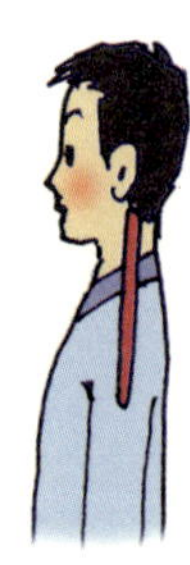 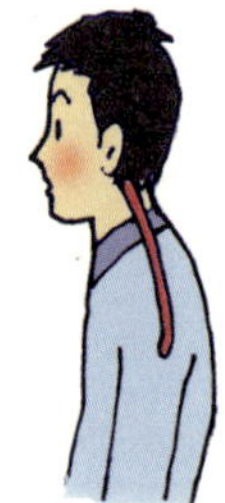

| 정상 | 일자형 목 | 거북목증후군 |

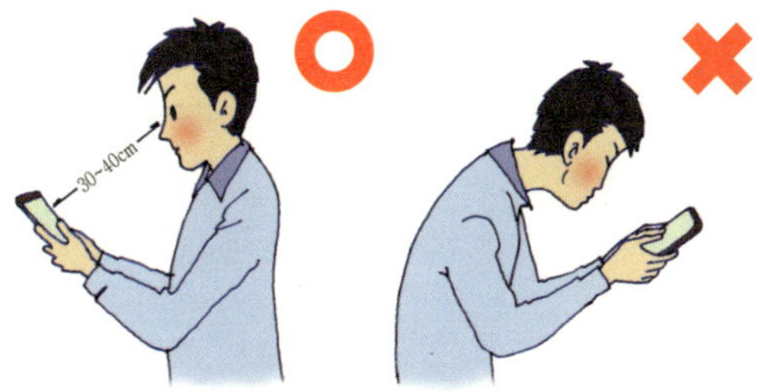

〈스마트폰 이용 자세〉

올바른 스마트폰 이용 자세

스마트폰을 볼 때 대부분의 사람들은 고개를 숙인다. 하지만 고개를 들고 폰을 세운 채 시선과 같은 높이에서 보는 습관을 들이는 것이 좋다.

1) 고개를 숙이지 말고 똑바로 세워서 액정을 바라본다.

2) 액정과 눈 사이의 거리는 30센티미터를 유지한다.

3) 거치대를 사용한다.

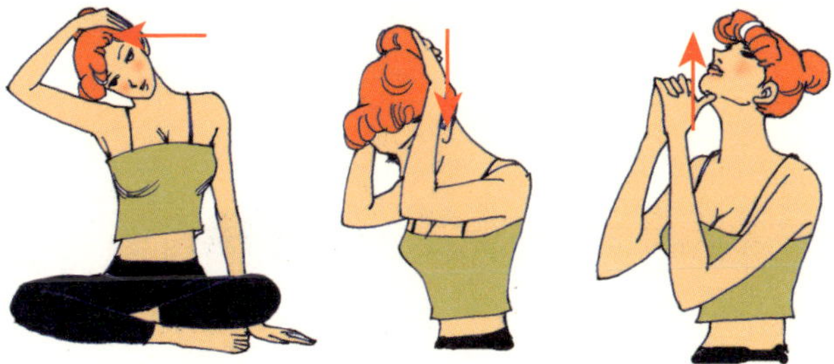

스마트폰을 10분 동안 이용했다면 약 1~2분 정도는 목을 가볍게 돌리거나 주무르는 스트레칭을 병행해주는 것이 필요하다. 각 동작은 10초 동안 유지하고 3회 반복할 것.

1) 한 손으로 머리의 옆부분을 감싼 후 45도 정도 기울이면서 지그시 누른다.

2) 깍지를 낀 손을 목 뒤쪽에 갖다 댄 후 목을 앞으로 살짝 눌러준다.

3) 양손을 깍지 낀 상태로 엄지손가락을 이용해 턱 밑을 위로 지그시 밀어준다.

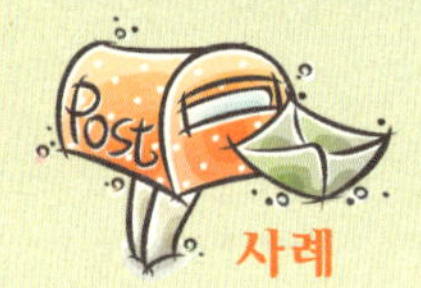

디스크의 노화!
즉 퇴행성 디스크는 30대에도 나타난다

30세의 회사원 L씨는 퇴근 후 친구들과 함께 술자리를 갖거나 스크린골 프장에서 한두 게임을 하면서 여가를 즐기는 것을 낙으로 삼고 있는 평범한 직장인이다. 그러던 그가 허리에 통증을 느끼기 시작한 것은 야근이 지속되던 지난 월말이었다. 오랜 시간 사무실 의자에 앉아 있다가 담배를 피우기 위해 자판기에서 커피를 뽑아들고 휴게실로 들어가는 순간, 허리에 갑작스럽게 통증이 느껴졌다. 뿐만 아니다. 오른쪽 다리의 통증이 심해져서 자리에 서 있을 수도 없을 정도였다.

L씨가 병원을 찾은 것은 그 다음 날이었다. 허리 통증과 골반통증, 하지방사통까지 그가 겪고 있는 통증은 전형적인 디스크 증상이었다. L씨는 여태까지 아무 이상이 없었다고 말했지만 자그마한 통증은 수차례 찾아왔을 것으로 짐작되었다. 단지 그 통증이 대수롭지 않은 것이라 생각하고 아무렇지 않게 넘기길 반복했을 것이다.

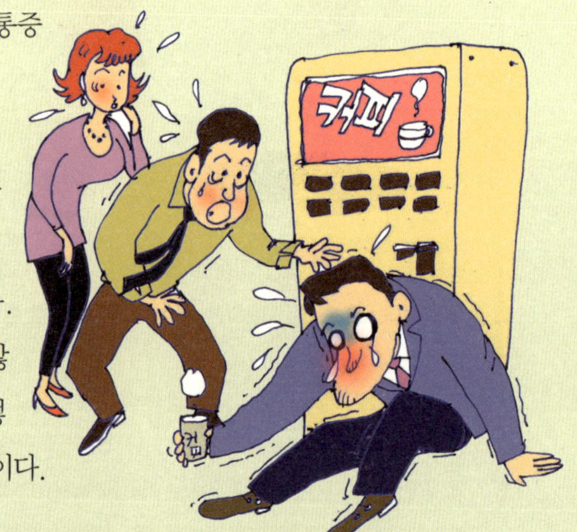

핵자기공명사진을 찍어본 결과 4-5번 요추 디스크의 퇴행성 변화가 발생한 상태였으며, 수핵이 탈출하여 신경을 압박하고 있었다. 약물치료나 운동치료만으로는 불가능할 만큼 심한 통증과 일부 근육 마비 증세까지 보이고 있었기에 미세 현미경 레이저 디스크 제거술을 시행했다. 수술 후 다리와 허리 통증 모두 호전을 보여서 입원 5일 만에 퇴원했지만 여러 달 고생을 했다.

노화에 의한 퇴행성 디스크는 일반적으로 노인들에게 많이 발생한다고 생각하기 쉽지만 그렇지만은 않다. 우리 몸의 노화는 30세부터 시작된다. 물론 개인적인 차이도 존재한다. 평소 바른 자세를 유지하고 음식을 골고루 섭취하는 사람은 척추의 노화가 더딘 편이

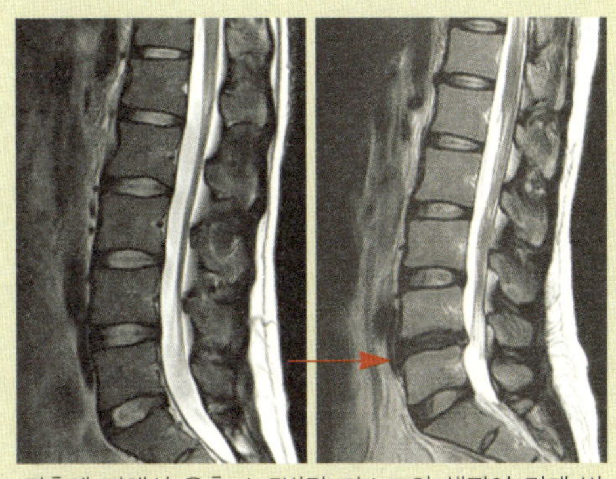

좌측에 비해서 우측 4–5번간 디스크의 색깔이 검게 변해있다. 이를 디스크의 변성, 퇴행성 변화라고 한다. 디스크의 변성은 허리 통증을 유발한다.

며, 그렇지 않은 사람은 노화의 속도가 빠르다.

허리뼈는 5개로 이루어져 있는데, 이 가운데 디스크가 주로 발생하는 곳은 4-5번 요추다. 그만큼 운동량이 많고 많은 스트레스를 받기 때문이다. 이보다 아래에 있는 제5요추-천추는 골반이 어느 정도 보호를 해주기 때문에 4-5번 요추보다는 디스크 발생률이 낮다.

디스크 노화를 방지하려면 적당한 운동과 올바른 자세가 필수 요소. 되

도록 등받이가 있는 의자에 앉아야 하며, 방바닥에 앉는 습관은 버리는 것이 좋다. 흡연 또한 척추에 악영향을 미친다. 흡연을 할 경우 디스크로 가는 혈류량이 감소하면서 디스크의 퇴행이 더욱 빨리 진행된다. 본 병원에서 연구한 바에 의하면 흡연 환자의 경우 디스크 발병률이 비흡연자에 비해 두 배 이상 높은 것으로 나타났다.

말랑말랑한 수핵과 섬유륜으로 구성된 추간판

각 척추의 마디마디는 부드러운 디스크로 연결되어 있다. 이 부위를 추간판이라고 부른다. 추간판이 있어서 허리를 돌리거나 굽힐 수 있게 된다. 추간판은 젤라틴처럼 부드럽고 물을 많이 포함하는 수핵(Nucleus pulposus)과 수핵이 빠져나가지 않도록 겹겹이 둘러싸고 있는 섬유륜(Annulus fibrosus)으로 이루어져 있다. 수핵은 충격을 흡수하고 허리의 움직임을 가능하게 하는 완충작용을 하며, 둥근 원반 모양의 섬유조직인 섬유륜은 부드러운 수핵이 밖으로 빠져나가지 않도록 보호하는 역할을 담당한다.

수핵은 젊을 때는 수분을 잘 붙잡을 수 있는 프로테오글리칸(Proteoglycan)이 풍부하지만 나이가 들면 이 물질이 적어지면서 콜라겐 섬유(Collagen fiber)가 많아지므로 주위 섬유륜에 평행이나 직각으로 균형이 생겨난다. 또한 심한 충격을 받으면 수핵의 수분이 일정 정도 빠져나가기 때문에 관절의 움직임이 자유롭지 않게 되며, 심할 경우 섬유테가 찢어지면서 수핵이 밖으로 탈출하게 된다. 바로 이것을 '추간판탈출증' 즉, 디스크라고 부르는데 섬유륜은 보통 뒤쪽이 취약하므로 이쪽을 통해서 수핵이 탈출하는 경우가 빈번하다.

알기 쉽게 설명하자면 추간판은 타이어와 비슷하다. 겉면은 웬만한 충격에는 끄떡도 하지 않는 튼튼한 고무로 구성되어 있고, 내부는 공기로 가득하다. 타이어의 공기와 같은 역할을 하는 것이 수핵이며, 고무 부분은 추간판 외부의 섬유륜과 흡사한 역할을 한다고 보면 된다. 타이어가 오래 되면 공기가 빠지듯 외부의 자극으로 인해 섬유륜이 찢어지면 수핵이 새어나와 주위의 척추 신경을 압박하게 되는 것이다.

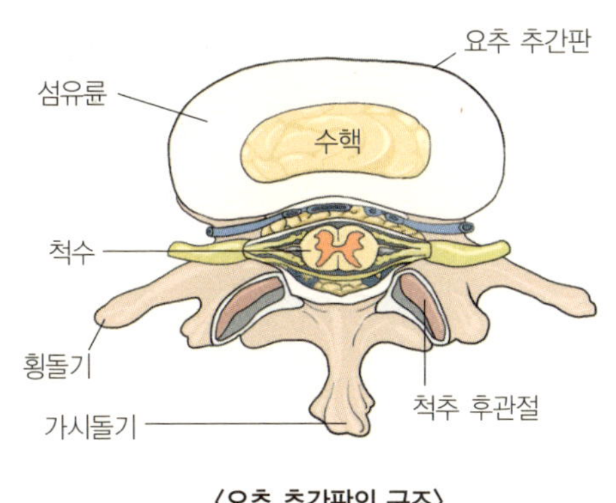

〈요추 추간판의 구조〉

목디스크탈출증과 근막통증증후군

목디스크탈출증이란 목뼈 사이에 있는 디스크가 빠져나와 목을 지나가는 척추신경을 압박하여 통증을 느끼는 질환이다. 일반적으로 목디스크는 연성과 경성으로 나뉜다. 연성 디스크는 뼈 사이에 있는 디스크가 충돌에 의해 튀어나와 신경근을 압박하며 나타나는 통증이고, 경성 디스크는 40대 이후에 나타나는 퇴행성 질환이다.

연성 디스크는 목보다는 등에서 통증이 심한 경우가 많으며, 시간이 지나 디스크가 약화되면 팔과 손의 근육이 약해지고 감각이 마비되는 증상이 나타난다. 반면 관절이 노화되면서 변성을 일으켜 쓸데없는 뼈가 자라고, 이것이 주변 신경을 누르거나 덧자란 뼈가 디스크의 높이를 낮춤으로써 통증이 발생하는 경성 디스크는 어깨와 팔, 손이 저리고 조그만 자극에도 목 통증이 심해지는 게 일반적 증상이다.

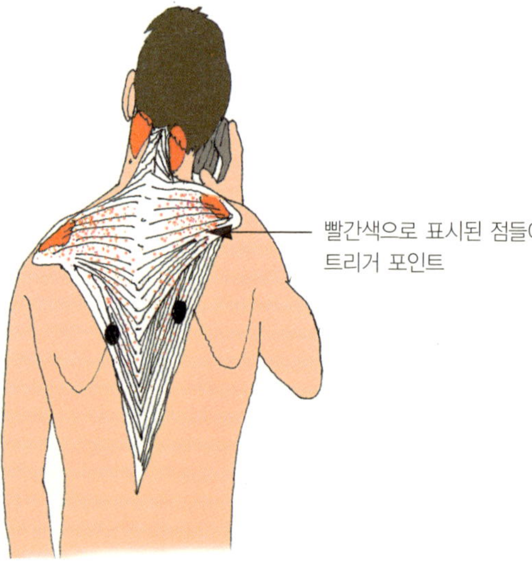

〈근막통증증후군이 잘 발생하는부위(트리거 포인트)〉

이와는 조금 다른 목질환이 있다. 바로 근막통증증후군이다. 어깨가 뻐근해도 잠을 잘 못 자서 통증이 생긴 것이라 생각하고 치료 시기를 놓쳐서 병이 더 악화되는 경우가 많다. 하지만 하룻밤 잘 못 잤다고 해서 갑작스럽게 이런 증상이 나타나지는 않는다. 일상적인 생활습관과 잘못된 자세, 스트레스로 인해 오랫동안 근육이 긴장하고 손상이 반복되면서 "트리거 포인트(Trigger point, 통증유발점)"가 생겨나는데, 이것이 중첩되면 통증이 발생한다. 특히 한쪽 어깨에 전화기를 끼고 오랜 시간 통화를 하면 좋지 않다.

근막통증증후군의 주요 원인은 컴퓨터나 스마트폰의 과도한 사용인데, 목 근육이 스트레스를 받아 근육에 통증이 발생하는 것이다. 일반적으로 고개를 앞으로 숙이면 통증이 없는데 뒤로 젖히거나 양 옆으로 돌릴 때 아프다면 근막통증증후군일 가능성이 높다. 목 통증으로 병원을 찾는 사람들 상당수가 이 질환을 앓고 있다.

근막통증증후군은 아무에게나 나타나는 증상은 아니다. 1년 동안 동일 증상이 3회 이상 반복되거나, 이로 인해 어깨에 통증이 발생하고 팔이 저리다면 디스크로 가는 과정일 수 있으므로 반드시 검사를 받아봐야 한다.

허리 통증,
흔하다고 무시하지 마세요

이 선수 : 궁금한 게 하나 더 있어요. 바닥에 앉는 것이 의자에 앉는 것보다 훨씬 안 좋다고 하셨잖아요? 그렇다면 좌식생활을 주로 했던 우리 조상들은 허리 통증이 아주 심했을까요?

박 원장 : 그렇다고 보는 게 맞을 겁니다. 하지만 예전에는 통증이나 질환을 숙명이라고 생각하고 특별히 치료를 하지 않았죠. 기계를 사용하지 않고 직접 손으로 논을 매거나 밭을 갈았던 농부들에게서 허리질환이 많이 발생하는 것과 동일한 이유죠.

이 선수 : 그렇다면 선비들은요? 사극에서 보면 양반들은 거의 매일 자리에 앉아서 책을 읽고 글을 쓰던데, 이런 자세도 허리에 많은 부담을 주었을 것 같네요.

박 원장 : 옛날 양반들이 책만 읽었다고 생각하는 것은 오해예요. 책을 읽는 시간보다는 움직이는 시간이 훨씬 많았을 걸요? 자동차와 같은 운송수단이 없었기 때문에 걷는 활동이 많았을 겁니다. 공부 안 하는 양반들도 많았을 것이고요.

이 선수 : 정말 그랬을까요? 하하하. 재미있는 가설이네요.

박 원장 : 사람 사는 세상이 다 비슷하죠 뭐. 재미있는 사실은 예전에 발견된 고서 가운데 스트레칭에 관련된 책이 있다고 하더군요. 중간중간 자세를 바꾸고 근육을 이완시키는 것이 좋다는 것을 경험상 터득한 거죠. 그때도 물론 척추가 좋지는 않았겠지만 지금처럼 오랜 시간 동안 자리에 앉아 있지는 않았을 거라고 생각해요. 요즘에는 한자리에서 20시간 이상 앉아 있는 아이들도 있잖아요.

이 선수 : 아, 맞아요. PC방에서 잠도 자지 않고 밤새 오락하는 사람들이 많더라고요. 과거에는 이렇게까지 오래 앉아 있지는 않았을 거예요.

박 원장 : 의학의 발달로 척추 치료가 가능해지면서 환자 집계가 더 많아진 것뿐, 예전에도 척추질환은 심각했을 거예요. 조선시대에도 물론 추간판탈출증 환자들이 많았겠죠.

이 선수 : 추간판탈출증이 허리질환 중에서 가장 많은 편이죠?

박 원장 : 네. 척추질환 중 가장 흔한 증상이에요. 일반적인 염좌와 초기 증상이 비슷하기 때문에 많은 분들이 대수롭지 않게 넘기죠. 평소 허리에 통증이 있는 사람이라면 주의 깊게 관찰하는 것이 중요합니다. 허리를 삐끗한 이후부터 허리 통증이 심해지고, 엉치에 통증이 느껴지다가 3~4일 후 허벅지나 종아리까지 통증이 번지기 시작한다면 추간판탈출증일 확률이 높습니다. 심할 경우에는 발목과 발가락이 마비되는 경우도 있어요.

이 선수 : 하반신으로 통증이 번진다는 점이 일반적인 통증과는 좀 다른 거네요?

박 원장 : 추간판탈출증의 특징은 다리의 일정 부위가 땡기는 듯한 증상을 보인다는 점이에요. 특히 무릎을 편 상태에서 다리를 들면 극심한 통증이

느껴져서 높이 올릴 수 없습니다. 이에 비해 연관통은 척추의 구조물 중 섬유륜, 관절낭, 골막 등의 자극에 의해 엉덩이나 무릎 상부에 통증이 나타나죠.

이 선수 : 연관통이 뭔가요?

박 원장 : 아, 연관통이란 어떤 부위에 문제가 생겼을 때 그 부위와는 상관없는 부분에 통증이 발생하는 것을 말해요. 예를 들어서 허리에 통증이 느껴질 경우, 척추에 이상이 생겨서 나타나는 통증일 수도 있지만 관절이나 근육의 이상, 골반의 비틀어짐 때문에 통증이 발생할 수도 있다는 거죠. 이런 것을 연관통이라고 합니다. 실제로 통증을 호소하시는 분 중에는 연관통인 경우가 많아요.

이 선수 : 아, 그렇다면 허리에 이상이 없는데도 계속 허리 통증이 느껴지는 사람은 연관통일 확률이 높겠네요?

박 원장 : 네, 맞습니다. 원인에 따라서 발생하는 증상도 약간씩 차이를 보여요.

현대인에게 흔한 허리 통증, 왜 생기는 것일까?

허리 통증은 우리나라 인구의 80퍼센트가량이 평생에 한 번 이상 경험할 정도로 흔한 질환이다. 그런데도 많은 사람들은 허리가 아픈 것은 허리에 문제가 있기 때문이라고 생각한다. 허리가 아프다고 해서 모든 원인이 허리에만 있는 것은 아니다. 병원을 찾는 허리 통증 환자 중에는 허리 이상이 아닌 내과나 외과 혹은 비뇨기과 질환이 원인인 경우도 의외로 많다.

허리 통증의 원인은 심인성, 내장기성, 혈관성, 신경성, 척추성으로 분류된다. 이 가운데 가장 흔한 원인은 척추성으로, 허리뼈나 그 구조물의 이상에 의해 발생하는 통증을 말한다. 주로 활동을 할 때 통증이 심해지며 누워 있으면 감소한다. 척추감염, 염증질환, 종양, 골절, 골다공증처럼 척추뼈에 문제가 있거나 척추변형으로 인해 통증이 생겨난다. 디스크라고 불리는 추간판탈출증 역시 이 경우에 해당되며, 걷거나 일할 때 통증이 심해지므로 기계적 허리 통증이라고도 부른다. 허리를 앞으로 구부린 상태에서 옆으로 회전할 때 발생한다.

내장기관에 발생한 병이나 종양 등에 의해 발생하는 내장기성 요인은 디스크와는 달리 걸을 때도 통증이 심하지 않고 앉아서 쉬어도 통증이 줄어들지 않는 것이 특징이다. 대개 엉덩이나 다리까지 방사통을 수반하며 다른 장기 이상 증상이 동시에 발생하는 경우가 많다. 옆구리가 결리거나 아랫배까지 통증이 미친다면 일단 내과질환을 의심해볼 필요가 있다. 대동맥의 동맥류나 말초혈관질환이 발생했을 경우에도 허리 통증과 유사한 증상이 나타나지만 허리를 구부려도 증상이 심해지지 않는 것이 특징이다. 신경성 요인은 뇌나 목신경, 허리신경염이나 종양의 발생으로 인해 생기는 통증으로 야간에 더욱 심해지기 때문에 잠을 자다가 벌떡 일어나서 걸어 다니는 경우가 많다. 심인성 요인은 실제로 허리에 질환이 없지만 정신적인 불안감으로 인해 생기는 증상으로 발생확률이 가장 낮다.

허리 통증을 느낀 지 1주일 정도까지는 찜질이나 침 등으로 치료가 가능하지만 그 이상 장기화될 경우에는 반드시 척추 전문병원을 찾아서 정확한 진단을 받아야 한

다. 원인에 대한 정확한 진단 없이 물리치료만 시행할 경우 증상이 더욱 악화될 수
있기 때문이다.7

위가 아프면 허리도 아프다

'위가 아픈데 웬 허리 통증?'이라고 생각하기 쉽다. 하지만 소화기 질환으로 발생하
는 허리 통증도 적지 않다. 만성위염이나 위궤양 때문에 발생하는 허리 통증은 일반
적으로 식후나 공복에 심해진다. 이런 경우에는 소화기 질환을 치료하면 허리 통증도
깨끗하게 사라진다.

간 · 담낭 · 췌장질환이 있어도 허리가 아프다

오른쪽 허리가 아프다면 간 · 담낭 · 췌장 질환을 의심해볼 수 있다. 췌장암과 같은 악
성 종양으로 인해 허리 통증이 발생하는 경우도 있다. 이 경우 시간이 지날수록 증상
이 더욱 심해지는 것이 특징이다. 복부통증과 만성피로감이 동반되는 경우도 많다.

월경전후 허리 통증

월경전증후군을 앓는 사람 중 45퍼센트는 허리 통증을 호소한다. 개인차가 있지만 보
통 월경이 시작되기 며칠 전부터 허리 통증이 시작되며, 하루 이틀 전에 심한 통증이
나타난다. 대부분 월경이 시작되면서 서서히 사라진다. 하지만 월경통이 전혀 없던 사
람에게 갑자기 통증이 발생했다면 자궁내막증이나 자궁근종을 의심해봐야 한다. 자궁
암도 허리 통증을 동반하는 경우가 많은 만큼 반드시 검사를 받아보는 것이 좋다.

요로결석 환자의 20퍼센트는 허리 통증 경험

요로결석을 앓고 있는 사람의 경우는 통증과 혈뇨, 옆구리와 하복부 통증을 동반하
는 것이 일반적이다. 소변에 피가 섞여 나오거나 구토와 식은땀 같은 증상이 동반
되면 요로결석을 의심해봐야 한다. 주로 혈액 덩어리나 죽어서 떨어져 나간 조직이
요관을 통과할 때 허리 통증이 발생한다.

신우신염으로 인한 허리 통증

38도 이상의 고열이 발생하고, 허리 바로 위 국소 부위에 통증이 나타난다면 신우신염일 가능성이 높다. 이 경우 통증은 많이 심하지는 않다. 허리 통증과 옆구리 통증이 동반되는 경우가 많다.

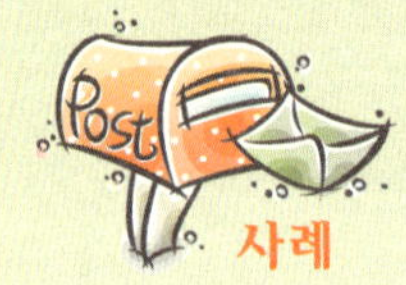

척추의 신호를 무시할 경우
발목 마비 증상도 발생

오랜 시간 앉아서 일해야 하는 직업을 가진 사람일수록 척추 관련 질환의 발생률이 높은 편이다. 더욱 안타까운 점은 질환이 많은 반면 초기 치료는 잘 이루어지지 않는다는 것이다. 자동차 조립회사에 근무 중인 45세의 J씨는 작업 도중 무거운 부품을 들다가 허리를 삐끗했다. 두 손에 들고 있던 연장을 떨어트리는 바람에 엄지발가락에 찰과상을 입긴 했지만 그는 발가락만 치료하고 허리를 다쳤다는 이야기는 하지 않았다. 주위 동료들 역시 같은 증상을 많이 앓고 있었기 때문이었다.

며칠이 지나자 허리 통증은 차츰 다리로 번져갔다. 몇 번 이런 경험이 있었기에 이러다가 좋아지겠지, 하는 생각에 그는 뜨거운 수건으로 허리 찜질을 하고, 침을 맞으면서 고통을 이겨냈다. 하지만 이런 증상은 6개월간 지속되기에 이르렀다. 조금만 의자에 앉아 있어도 허리에 극심한 통증이 느껴져 같은 자세를 취할 수가 없었고, 그 사이에 증상이 점점 악화되어 다리에도 마비 증상이 나타났다. 심각성을 알아차린 동료들이 그에게 병원을 가보라고 했지만 J씨는 계속 무시했다.

그가 병원을 찾은 것은 발목 관절이 마비된 이후였다. 아침에 일어나 평상시와 다름없이 출근 준비를 하던 중, 다리에 감각이 느껴지지 않자 그제야 병원을 찾은 것이다. 이미 하지방사통이 진행된 상태에서 마비가 심각했기 때문에 즉각 MRI 촬영을 실시했다. 결과는 추간판탈출증이었다.

MRI검사는 물리치료나 약물치료를 했음에도 불구하고 차도가 없을 경우, 하반신이나 상반신 방사통, 엑스레이 촬영으로도 원인을 규명하지 못한 허리 통증이나 통증이 아주 심각한 경우에 주로 권유한다. 통증이 극심한 경우는 단순히 허리질환이 아니라 내장증 같은 질환으로 인한 통증일 가능성이 높기 때문이다.

현미경 디스크 제거 수술을 받은 이후 상태는 예전보다 많이 호전되었지만 발목 관절 마비 장애는 여전히 남아 있다. 그가 조금만 더 일찍 증상의 심각성을 알아차리고 병원을 찾았다면 아마도 장애는 남아 있지 않았을 것이다.

이런 증상은 주로 산업현장에서 일하는 사람에게 발생한다. 같은 동작을 반복해야 하고, 쉬는 시간도 일정치 않으며 무게에 쉽게 노출되기 때문이다. 하루에 두 시간 이상 쉬지 않고 같은 자세로 일하는 것은 그만큼 위험하다. 특히 마비 증세가 시작된 이후에는 이미 병이 상당 부분 진행된 이후이므로 운동요법만으로는 치료가 힘든 경우가 많다. 평소 무거운 짐을 많이 들거나 허리에 염좌 증상이 자주 발생한다면 즉각 병원을 찾아서 검사를 하는 것이 바람직하다. 무거운 물건을 자주 들어야 하는 경우에는 허리에 무리가 가지 않도록 몸의 좌우 균형을 잡은 상태에서 물건을 들어야 한다. 역도선수 장미란 씨의 경우 자기 체중의 몇 배에 해당하는 역기를 들어올리지만 허리 상태는 일반인과 거의 동일하다. 그 이유는 평행을 맞춰가며 바벨을 들기 때문이다.

척추관협착증,
수술받지 않아도 됩니다

이 선수 : 아무래도 나이에 따라서 발생하는 척추질환은 좀 차이가 있죠?

박 원장 : 일반적으로는 그렇습니다. 젊은 사람들의 경우는 잘못된 자세로 인한 추간판탈출증이나 척추전만증 같은 척추질환이 많은 반면, 나이 드신 분들의 경우는 뼈와 디스크의 노화로 인한 질환이 많은 편이죠. 척추관협착증이나 골다공증성 척추체압박골절은 50대 이후에 발생하는 대표적인 질환이에요.

이 선수 : 척추관협착증과 디스크탈출증은 다른가요?

박 원장 : 네. 비슷해 보이지만 차이가 있어요. 척추관협착증은 척추신경이 지나가는 통로인 척추관이 좁아져서 신경을 누르는 질환입니다. 반면에 추간판탈출증은 외부의 압력으로 인해서 추간판 내의 수핵이 탈출하는 거고요. 증상도 좀 달라요. 척추관협착증의 경우는 통증뿐만 아니라 다리가 저려서 오래 걷기가 어려워집니다.

이 선수 : 그렇다면 통증이 엄청나겠네요?

박 원장 : 그렇지는 않아요. 오히려 추간판탈출증 환자의 통증이 훨씬 심합니다. 척추관협착증 환자는 허리 자체의 통증보다는 걸어 다닐 때가 더 힘

든 경우가 많아요. 허리를 뒤로 젖히면 통증이 발생하거나 다리가 저리기 때문에 심한 경우에는 허리를 앞으로 구부정하게 구부린 채 걷는 경우도 많죠.

이 선수 : 뼈가 앞으로 굽어져서 구부리는 게 아니라 통증 때문에 숙이고 다닌다는 말씀이죠?

박 원장 : 그렇죠. 문제는 이런 자세를 지속할 경우 척추 변형이나 추간판 탈출증이 추가로 발병할 수 있다는 점입니다. 척추관협착증은 운동요법이나 주사요법만으로 충분히 치료가 가능하지만 합병증이 발생하면 치료 과정이 아무래도 더 복잡해지죠.

이 선수 : 참 애매한 게 말이에요, 허리가 아플 때마다 병원에서 검사를 받는 것도 사실 힘들잖아요. 몸도 힘들고, 검사비도 만만하지 않고요.

박 원장 : 불편한 진실이죠. 모든 검사에 보험이 적용되는 게 아니니까요. 일반적으로 허리 통증이 일주일 정도 지속되다가 없어지면 굳이 병원에 오지 않으셔도 괜찮아요. 너무 작은 증상에 겁을 내시면 오히려 정신적 스트레스가 더 심해져 좋지 않습니다. 하지만 다리 쪽으로 통증이 번지거나 힘이 떨어지는 경우에는 반드시 병원을 찾아서 검사를 받으셔야 합니다.

이 선수 : 아무래도 나이에 따라서 발생하는 척추질환은 좀 차이가 있죠? 그 정도 상태까지 그냥 견디는 사람은 없었으면 좋겠어요. 일찍 치료하면 아무래도 효과가 더 좋죠?

박 원장 : 그렇죠. 척추관협착증은 퇴행으로 인한 질병이기 때문에 나이가 많은 분들이 걸릴 확률이 높습니다. 증상이 심할 경우 수술을 권하는 곳도 많지만 장기간 동안 입원을 해야 하고, 보호대를 착용해야 하는 등 재활훈

련을 꾸준하게 해야 하므로 고령자에게는 권하지 않아요.

이 선수 : 아무래도 노화에 의한 질병이니 고령자들이 주로 걸리겠네요.

박 원장 : 가장 발병률이 높은 연령대는 40~50대예요. 평균수명 100세를 바라보는 시대가 되었으니, 어찌 보면 젊은 나이죠. 젊은 사람은 잘못된 자세로 인한 추간판탈출증이나 척추전만증 같은 척추질환이 많은 반면, 나이 드신 분들은 뼈의 퇴화로 인한 질환이 많은 편이죠. 척추관협착증이나 골다공증성 척추체압박골절은 50대 이후에 발생하는 대표적인 질환이에요.

이 선수 : 아휴, 저도 해당되네요. 수시로 확인해봐야겠어요. 하지만 수술에 대한 두려움 때문에 병원을 찾는 게 좀 힘든 것도 사실이에요.

박 원장 : 예전에는 거의 수술을 권했지만 요즘에는 그렇지 않아요. 증세가 가벼우면 물리치료나 주사, 신경성형술 정도만으로도 치료를 할 수 있거든요.

이 선수 : 걸어 다니기가 힘들 정도로 증세가 심하면 그래도 수술을 받아야겠죠?

박 원장 : 반드시 그렇지만은 않아요. '척추관풍선확장술' 이라는 치료법이 서울 아산병원에서 개발되었거든요. 풍선을 이용해서 유착·협착 부분을 치료하는 방법인데 시술시간이 20분밖에 되지 않고 절개 부위도 작아서 출혈도 거의 없습니다. 치료를 받은 후에 바로 움직일 수 있다는 것도 장점이고요. 보건복지부에서 안정성을 인정받은 치료법이니 걱정 안 하셔도 됩니다.

이 선수 : 와, 정말 편한데요? 그런 방법이 있는 줄은 몰랐어요. 풍선을 척추에 집어넣는 건가요?

박 원장 : 네, 비슷합니다. 척추의 협착 부위를 제거한 다음 좁아진 척추 신경통로에 풍선을 넣고 부풀려서 통로를 넓히는 방식이죠. 주로 '카테터' 라는 의료기구를 사용하는데, 이 기구 끝에 풍선이 달려 있어요.

이 선수 : 그 좁은 공간에 들어가는 풍선이 있다는 것도 신기하고, 시술시간이 짧은 것도 신기해요. 효과도 좋은가요?

박 원장 : 풍선확장술을 받은 환자들을 대상으로 조사한 결과 약물치료 환자보다 보행거리가 세 배나 늘어난 것으로 나타났습니다. 절개 부위가 작으니 합병증이 발생할 확률도 거의 없죠.

이 선수 : 역시 효과도 신기하군요! 시술받고 운동만 꾸준히 해주면 완치는 문제없겠어요.

박 원장 : 척추관협착증 역시 척추 주위 근육이 약해져서 생기는 질환이므로 척추 주위 근육 강화운동을 반드시 해줘야 합니다. 물론 고령자들에게 이런 운동이 쉽지는 않죠. 하지만 당장의 아픔을 조금만 견디면 통증을 잡을 수 있습니다. 얼른 건강해져서 손주들과 함께 여행도 다니셔야죠.

이 선수 : 맞아요. 아프면 다 소용없죠.

추간판탈출증과 척추관협착증의 차이

간단히 설명하자면, 추간판탈출증은 추간판 내의 수핵이 밖으로 빠져나오는 것이며 척추관협착증은 척추관이 좁아져서 신경에 혈액 공급이 잘 되지 않는 질환이다. 이 두 질환은 성격 자체가 다르지만 비슷한 증상이 나타나 종종 헷갈리곤 한다. 하지만 면밀하게 관찰하면 많은 차이를 가지고 있다.

무릎을 오랫동안 꿇고 앉아 있으면 발이 저린다. 이것은 무릎이 접혀서 혈관이 눌리게 되고, 이 때문에 다리 근육에 혈액이 공급되지 않아서 생기는 증상이다. 바로 이런 증상이 척추관협착증이다. 추간판탈출증과는 달리 조금만 걸어도 다리가 터질 것 같은 통증이 발생하며, 허리를 굽히거나 쭈그리고 앉으면 상태가 나아진다. 조금 걷다가 힘들다며 자리에 주저앉아 쉬는 경우가 이에 해당된다. 100미터만 걸어도 다리가 저리고 아파서 걷다 쉬다를 반복하는 경우가 대부분이다. 즉, 협착증의 경우는 허리 통증보다는 걸어 갈 때 느끼는 통증이 훨씬 심각하며, 추간판탈출증의 경우는 허리 통증이 극심하다는 점이 가장 큰 차이다.

베개만 바꿔도
목이 편해져요

박 원장 : 이 선수, 혹시 목이 아픈가요? 아까부터 뒷목을 주물거리는 게 좀 심상치 않네요?

이 선수 : 아, 제가 또 목을 만졌나 봐요. 고치려고 노력하는데 마음대로 안 되네요. 멋쩍을 때나 당황했을 때 습관적으로 나오는 버릇이에요.

박 원장 : 버릇은 무의식중에 나오는 행동이지만 한편으로는 그 부위가 좋지 않음을 알리는 신호이기도 해요. 나중에 검사를 다시 한번 받아보는 게 좋을 것 같네요.

이 선수 : 사실 어제 잠을 잘 못 잤는지 뒷목이 조금 뻐근하긴 해요.

박 원장 : 흠…… 이 선수는 어떤 베개를 사용하나요?

이 선수 : 집사람이 몇 년 전에 구입한 라텍스 베개를 이용하고 있어요. 목을 편안하게 해준다고 하는데 효능은 잘 모르겠어요.

박 원장 : 베개의 효과가 진통제처럼 바로 나타나는 게 아니니까요. 하지만 오래 꾸준히 사용하면 분명 좋은 효과를 얻게 될 거예요. 잠잘 때의 자세도 중요합니다. 가장 좋은 자세는 똑바로 누워서 자는 거예요. 그렇다고 영화에서처럼 손을 가지런히 배에 올리고 자는 것은 좋지 않아요. 팔 근육에도

무리가 가거든요. 마찬가지 이유로 팔베개도 좋지 않답니다. 실제로 신혼 부부 중에 팔베개 때문에 근육에 이상이 생겨서 병원을 찾는 분도 있어요.

이 선수 : 하지만 건강을 생각한다며 갑자기 팔을 빼내면 아내가 서운해 할 것 같은데요?

박 원장 : 남편이 아내보다 좀 더 늦게 잠이 들어야겠죠. 잠자기 전까지만 팔베개를 해주고, 아내가 편히 잠들었다 싶을 즈음에 팔을 빼내면 아무 문제없겠죠? 아내도 남편의 딱딱한 팔보다는 푹신한 베개가 훨씬 목 건강에 도움이 될 테고요.

이 선수 : 아내보다 먼저 잠이 드는 남편은 참 곤란하겠어요, 하하하.

박 원장 : 일단 잠부터 줄이셔야죠, 하하. 앞서 똑바로 누워서 자는 게 가장 좋다고 했지만, 사실 잠자는 내내 똑같은 자세를 유지하는 사람은 없을 거예요. 몸을 뒤척이고 고개를 뒤척이죠. 그러니까 그냥 편하게 주무시면 돼요. 우리 몸은 수면 중에 불편하다는 신호가 감지되면 저절로 알아서 자세를 바꿔주니까요. 하지만 지나친 음주를 했거나, 심하게 과도한 노동을 한 뒤에 잠이 들면 베개에서 머리가 떨어졌다는 사실도 인지하지 못한 채 계속 잠을 자게 됩니다. 너무 피곤하거나 술에 취하면 불편한 것도 모르고 잠을 자는 거죠.

이 선수 : 저는 아주 피곤하면 베개도 안 베고 그냥 자게 되더라고요.

박 원장 : 상당히 위험한 버릇을 갖고 계시네요. 피곤한 상태에서 잠이 들면 이불도 안 덮고, 베개도 안 베고 누운 자리에서 바로 잠에 빠지는 사람들이 많아요. 하지만 이렇게 잠이 들면 목이 결려서 뒤로 고개를 젖힐 수 없게 되거나 마비증상이 일어나기도 하죠. 조심하셔야 합니다.

이 선수 : 잠잘 때 주로 취하는 자세를 중심으로 베개를 선택하면 되겠네요?

박 원장 : 그렇죠. 자면서 수시로 베개를 바꿀 수는 없으니까요. 이 때문에 신체 굴곡을 따라 높낮이가 달라지는 라텍스 종류가 목에 좋다고 하는 거죠. 하지만 무조건 라텍스가 최고라고 하기는 힘들어요. 날이 더울 때는 괜찮은데 추울 때는 물성에 약간의 변화가 생기거든요. 라텍스만큼 인기가 많은 메모리폼의 경우도 온도가 내려가면 조금 딱딱해지는 경향이 있어요. 이런 단점을 커버하는 제품도 있는데, 어쨌든 직접 경험해보고 구입하는 게 가장 좋아요.

박 원장의 건강 Tip 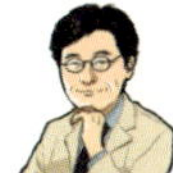

편한 여행을 원하신다면 베개를 챙겨가세요

즐거운 휴가, 갑작스럽게 잠자리가 바뀌어 잠을 못 이루는 사람들이 많습니다. 잠을 잘 못 자면 몸이 피곤해서 여행의 즐거움이 반감되기 십상이죠. 민감한 사람이라면 평소 집에서 이용하는 베개를 한번 가져가보세요. 목을 편하게 받쳐주는 자그마한 베개 하나로 여행이 편안해질 수 있답니다. 비행시간이 길다면 목베개를 준비해가는 것도 큰 도움이 되겠죠?

적절한 베개 사용은 목디스크 예방에 도움이 된다

베개를 사용하는 이유는 목이 C자 모양으로 구부러져 있기 때문이다. 베개 없이 누워서 잠을 자면 목과 바닥 사이에 공간이 생기고, 이 공간만큼 목에 부담이 가해진다. 이런 부담을 줄여주는 것이 바로 베개. 그렇기 때문에 척추의 모양을 유지해주면서 편안함을 안겨주는 베개가 필요한 것이다. 요즘 많이 사용하는 라텍스 소재나 메모리폼 소재의 베개들은 이런 역할을 가장 충실히 수행하는 종류라고 할 수 있다. 하지만 물기에 약하므로 땀을 많이 흘리는 사람이라면 베갯잇을 일주일에 한 번 정도 교체해주는 것이 좋다.

오랜 시간 수면을 취했음에도 불구하고 몸이 무겁고 피곤이 풀리지 않는다면 베개를 점검해볼 것. 잠을 자는 동안 자세가 좋지 않아 목과 어깨에 부담이 가해지면 피곤이 오히려 가중된다. 깊은 잠을 이루지 못하고 선잠을 자는 사람이라면 척추가 일직선이 되도록 할 것. 일직선 상태에서는 근육의 긴장이 풀어지기 때문이다.

일반적으로 목의 C자 모양을 유지하기에 적합한 높이는 4~5센티미터 정도이며 옆으로 누워 잘 때는 흉추와 평행한 각도를 이루는 8~10센티미터 정도의 높이가 적합하다. 하지만 사람마다 목의 길이가 다르고 각도도 조금씩 차이가 있기 때문에 각자에게 꼭 맞는 베개 높이는 미세하게 차이가 있다. 자신에게 알맞은 베개 높이를 알고 싶다면 등을 벽에 기댄 채 자연스럽게 서서 머리와 목 뒤의 공간에 베개를 넣어보면 된다. 머리와 턱이 앞으로 숙여지면 높은 것이고 반대로 머리가 뒤로 젖혀지면 낮다는 증거다. 너무 높은 베개는 혈액순환에 방해가 되고 목뼈의 커브가 반대 방향으로 휘어지게 한다. 또한 지나치게 낮은 베개는 목의 커브를 펴지게 하므로 피해야 한다.

휴일, 가족과 척추를 위해 소파를 버리자

박 원장 : 이 선수, 요즘 날씨 참 좋죠?

이 선수 : 그러게요. 제가 가장 좋아하는 날씨예요. 적당히 바람도 불고, 시원하면서 햇볕은 따뜻하고……. 한마디로 달리기 딱 좋은 날이죠.

박 원장 : 하하. 이 선수는 정말 타고난 육상선수인 것 같아요. 모든 생각의 중심에 달리기가 있는 것 같다고 할까요?

이 선수 : 일종의 직업병이죠. 아침에 일어나자마자 습도 체크하고, 어디든 나가면 땅 상태 점검하고……. 은퇴한 후에도 선수 때와 똑같으니, 저도 제가 참 신기해요.

박 원장 : 멋진걸요? 하루아침에 달라지는 습관이라면 그건 의무감에서 생겨난 거겠죠. 대화를 하면 할수록 이 선수는 달리는 일을 참 좋아했구나, 하는 생각이 들어요. 요즘은 휴일을 어떻게 보내세요?

이 선수 : 예전에는 이 나라 저 나라 뛰어다니느라 가족과 함께 휴일을 보낼 시간이 없었어요. 요즘은 예전보다 시간 여유가 많아진 편이라 아이들과 함께 공원에 산책을 가거나 영화를 보러 가기도 해요. 물론 컨디션이 안 좋으면 소파에서 리모컨 운전을 하는 날도 종종 있죠.

박 원장 : 같이 놀러나가면 아이들이 많이 좋아하죠?

이 선수 : 힘이 넘치는 사내아이들이라 집에서 놀아주기는 역부족이에요. 공원에 나가서 공이라도 차고 들어와야 좀 조용하죠. 안 그러면 에너지를 감당하지 못하겠더라고요. 게다가 지구력은 얼마나 좋은지 한 시간을 뛰어다녀도 더 놀아달라고 매달리기 일쑤예요.

박 원장 : 아빠 닮았나 봐요. 지구력이 좋은 걸 보면.

이 선수 : 아직 운동에 대한 호기심은 없는 것 같은데, 지구력 하나는 정말 좋아요. 노는 것도 그냥 노는 게 아니라 땀을 뻘뻘 흘리며 놀거든요. 하하.

박 원장 : 아이들은 밖에서 뛰어노는 게 최고죠. 그런데 척추도 나가고 싶어 한다는 사실, 아세요?

이 선수 : 그런가요? 척추의 입장에서 보면 집에서 편히 쉬는 게 가장 좋지 않나요?

박 원장 : 보통 집에서 휴식을 취하는 공간은 소파나 침대, 딱딱한 마룻바닥이 대부분이죠. 침대에 엎드려서 책을 보거나 소파에 비스듬히 앉아서 TV를 보기도 하고 불안정한 자세로 잠을 자기도 합니다. 문제는 이런 자세가 척추에게는 참 무리가 되는 자세라는 거죠.

이 선수 : 아…… 그래서 잠을 많이 잤는데도 컨디션이 영 안 좋고 몸이 찌뿌둥한 거였군요.

박 원장 : 그렇죠. 특히 소파 팔걸이에 머리를 기대고 낮잠을 자는 것은 더욱 위험합니다. 목뼈가 앞으로 꺾이니 얼마나 부담이 되겠어요. 엎드려서 책을 볼 때는 어깨 근육이 몸의 무게를 지탱하기 위해 더 많은 힘을 들여야 해요. 그러니까 우리가 쉬는 휴일이면 어깨와 목뼈, 허리뼈는 오히려 더 중

노동을 하고 있는 셈이에요.

이 선수 : 한 자세로 오랫동안 있는 것은 움직이는 것보다 훨씬 안 좋다, 그런 말씀이죠?

박 원장 : 그렇습니다. 그러니 가족과 건강한 척추를 위해서도 주말에는 집에서 TV만 보지 말고 나가는 것이 훨씬 좋아요. 가족 간의 사이도 좋아지고 몸도 건강해지니 이거야말로 일거양득이죠.

이 선수 : 그러네요. 앞으로도 계속 식구들과 함께 나가서 놀아야겠어요. 아이들도 좋아하고 아내도 좋아하고, 게다가 척추까지 좋아하니까요.

박 원장 : 좋은 생각이에요. 아, 그렇다고 공원 돗자리에서 내려오지 않고 휴대폰만 들여다보시면 안 됩니다. 하하하.

건강한 사람도 걸릴 수 있는 척추질환, 척추결핵

가부장적인 50세 남성 K씨는 주말이면 늘 집에 머무른다. 올해 중학교 2학년에 올라간 아들과 아내는 주말을 이용해서 여행이라도 다녀오자고 하지만 K씨는 그럴 생각이 없다. 주중에 회사일로 시달린 만큼 주말은 자신도 충분히 휴식을 취해야 한다는 것이 그의 주장이었다. 하루 종일 소파에 누워서 TV를 보거나 책을 읽는 것이 K씨가 주말을 보내는 방법이었다.

그러던 그가 허리에 통증을 느끼기 시작한 것은 작년 가을 즈음의 일이다. 가까운 공원에 산책이라도 나가자는 아내의 말을 무시하고 혼자 집에 남아 이불을 뒤집어쓰고 오락 프로그램을 보던 중, 바닥에 놓인 리모컨을 향해 손을 뻗는데 갑자기 허리에서 우드득 소리가 들리더니 통증이 발생했다.

심한 정도가 아니었기에 근처 작은 병원을 찾아 물리치료를 받았지만 몇 개월이 지나도 증상은 호전되지 않았다. 게다가 전신에 피로감이 느껴졌고, 체중이 감소했으며 자다가 흐른 식은땀으로 베개가 흠뻑 젖을 정도였다. 하지만 K씨는 이 역시도 직장 스트레스로 인한 증상이라 생각하고 비타민과 영양제를 복용하며 더 휴식을 취하기에 급급했다. 그가 심각성을 깨달은 것은 오른쪽 다리에 마비 증상이 나타난 이후였다.

MRI 검사 결과 K씨는 척추결핵으로 진단되었다. 척추결핵은 척추체와 디스크에 결핵균이 천천히 침범하여 척추를 파괴하는 병으로, 발현이 느리고 초기 증상이 거의 나타나지 않아 병이 어느 정도 진행된 후에 진단되는 경우가 많다. 커다란 농양이 생겨 신경을 압박하게 되면 신체 일부에 마비가 발생하는데, 척추 변형으로 곱사등이가 되기도 한다. 조기에 발견할 경우에는 약으로도 치료가 가능하지만 신경학적 증상이 나타난 이후에는 수술을 받아야 한다. 그러므로 초기에 진단을 받고 치료를 하는 것이 최선이다.

오랜 시간 소파나 침대에 누워 있다 보면 허리에 통증이 발생한다. 이런 통증의 경우 대부분의 사람들은 조금 지나면 나아질 것이라며 대수롭지 않게 생각하고 넘기기 마련이다. 하지만 통증이 반복될 경우에는 반드시 병원을 찾는 것이 좋다. 척추결핵, 척추염 등은 허리 통증을 무시할 경우 쉽게 발견하지 못하는 병이기 때문이다.

잘못된 자세는 척추 변형을 유발시킨다

척추변형이란 척추의 곡선이 변형되어 특정 부위에 충격이 집중되어 통증이 발생하는 증상으로, 척추가 과도하게 앞으로 굽는 척추전만증, 등과 엉덩이 쪽이 심하게 굽는 척추후만증, 척추가 측면으로 휘어지는 척추측만증으로 분류된다.

척추전만증은 배를 내밀고 상체를 뒤로 젖히는 자세에서 주로 발생하는 질병으로, 정상만곡에 비해 요추의 곡선이 과도하게 구부러진 증상을 말한다. 주로 복부 비만자나 임신으로 인해 체중이 급격히 늘었을 경우, 또는 하이힐을 신은 채 배를 내밀고 걷는 습관이 있는 사람에게 발생한다. 바닥이나 벽에 몸을 밀착시킨 후 허리에 손을 넣었을 때 팔이 수월하게 들어가면 전만증을 의심해볼 필요가 있다.

척추후만증은 척추가 곡선을 이루지 않고 쭉 펴진 상태를 말한다. 장시간 동안 등이나 허리를 굽히고 일을 하거나 책상에 엎드리듯 누워 책을 보는 자세, 소파의 의자 끝에 누운 듯 걸터앉는 자세를 선호하는 사람들에게 주로 발생한다. 척추후만증이 발생하면 외부 충격을 흡수하는 기능이 저하되고, 디스크와 척추 주변 근육, 인대가 악화되어 통증이 발생한다.

척추측만증은 척추가 측면으로 휘어지는 증상을 말한다. 대부분 열 살을 전후해서 성장기 무렵부터 진행되며 사춘기에 집중적으로 악화된다. 성인이 되면 측만은 멈추지만 이후에는 더욱 치료가 어려워지므로 조기에 발견하고 치료하는 것이 좋다.

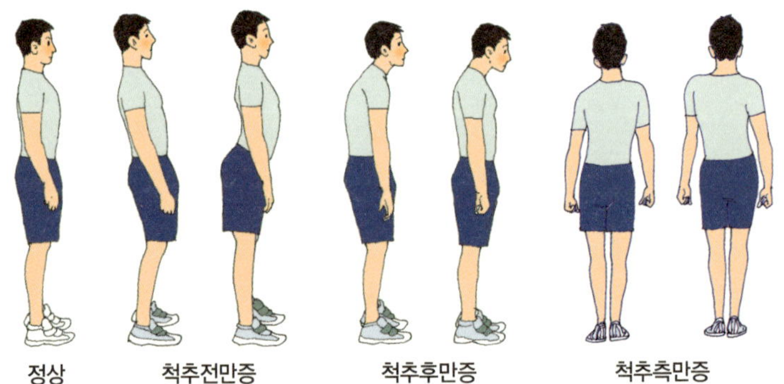

손쉬운 건강 체크,
걸음걸이부터 살펴보세요

박 원장 : 걸음걸이도 상당히 중요해요. 요즘 척추 건강에 걷기 운동이 좋다고 많은 분들이 걸어 다니시는데, 일단 운동을 시작하기 전에 발의 상태부터 점검해보는 게 좋습니다.

이 선수 : 저처럼 발이 엉망인 사람도 문제가 있을 것 같아요. 제가 신체 중에서 가장 자신 없는 부분이 발이거든요.

박 원장 : 다른 부분은 자신 있으신가 봐요. 하하하. 농담입니다.

이 선수 : 다른 곳도 그저 그런데 발은 특히 심해요. 차라리 곰 발바닥이 낫지, 하는 생각이 들 정도예요. 주름이 많아서 쭈글쭈글한데다 누더기처럼 굳은살까지 박혀 있거든요.

박 원장 : 굳은살도 좋은 자세를 망가뜨리는 요인 중 하나예요.

이 선수 : 오른발 왼발의 크기가 차이가 나거나 평발처럼 굴곡에 문제가 있는 건 안 좋다는 걸 알았지만 굳은살까지 영향을 미친다니, 뜻밖이네요.

박 원장 : 물론 이 선수처럼 평발이나 짝발이면 문제가 더 크지만 굳은살도 어느 정도 영향이 있어요. 발바닥에 굳은살이 많으면 걸음이 불편해서 자연스럽게 힘을 덜 주게 되고, 대신 다른 쪽 발바닥에 힘을 많이 주어서 건

게 되죠. 뒤에서 보면 걷는 모습이 오리 같아요. 이런 걸음이 반복되면 한쪽 근육이 스트레스를 받아 몸의 균형이 깨지면서 척추가 휠 가능성이 높아져요.

이 선수 : 발바닥의 굳은살은 왜 생겨나는 건가요?

박 원장 : 피부에 반복적으로 압력이 가해지면 각질층이 두텁게 되죠. 충격으로부터 발을 보호하고자 하는 몸의 신호죠. 그런데 굳은살은 우리가 매일 신는 신발의 형태에 따라서도 생겨납니다. 특히 여성들이 선호하는 킬힐이나 하이힐은 아주 심각한 굳은살을 만들어내요. 몸은 가장 자연스러운 상태를 원하는데, 하이힐은 다리 선을 인공적으로 돋보이게 하는 도구니까 점차 발의 형상이 변하는 거죠. 하이힐을 오래 신은 여성의 발을 보면 곳곳에 굳은살이 생겨 있습니다. 여름이 되면 샌들을 신기 위해 인공적으로 굳은살을 벗겨내고, 또 다시 잘못된 신발 선택으로 인해 굳은살이 생겨나고……. 이런 과정이 반복되면서 점차 허리에 무리가 가게 되지요.

이 선수 : 신발 속에 넣는 패드나 쿠션도 소용이 없나요?

박 원장 : 일시적으로는 도움이 되지만 근본적인 원인을 제거하지 않으면 과정이 반복되게 되어 있어요. 일단 굽이 너무 높은 하이힐이나 꽉 조이는 신발, 그리고 지나치게 큰 신발은 삼가야 합니다. 특히 허리 통증이 있는 여성들은 5센티미터 이상의 하이힐은 안 신는 게 좋아요. 무릎관절 압력이 맨발로 걸을 때보다 23퍼센트나 높거든요. 운동화도 가죽보다는 통풍이 잘되는 캔버스 운동화가 좋아요. 가죽 신발은 일반적으로 딱딱한 밑창을 사용하는데, 이 역시 허리 통증의 원인이 되거든요.

이 선수 : 하이힐보다는 굽이 없는 평평한 신발을 신고 다니는 게 더 낫겠

군요.

박 원장 : 꼭 그렇지만은 않아요. 요즘 유행하는 플랫슈즈는 족저근막염의 원인이기도 합니다. 족저근막이란 발뒤꿈치 뼈에서 발바닥 앞까지 이어진 섬유띠를 말하는데, 발에 전달되는 충격을 완화시키고 발의 형태를 유지하는 역할을 담당하는 부위에요. 그런데 굽이 전혀 없는 플랫슈즈는 하이힐과 반대로 발이 땅에 바로 닿기 때문에 충격을 흡수하지 못해서 족저근막이 손상될 가능성이 높아요. 가장 좋은 건 적당한 쿠션감이 있는 신발을 신는 거죠. 플랫슈즈를 많이 신어도 굳은살이 생기게 됩니다. 굳은살은 한 번 생기면 잘 없어지지 않기 때문에 수시로 관리를 해줘야 해요.

이 선수 : 아, 그렇군요.

박 원장 : 굳은살은 관리를 잘하고, 편한 신발을 신으면 좋아지지만 나쁜 걸음걸이와 하이힐을 신는 습관을 바꾸지 않으면 족부의 뼈 자체에 변형이 오게 됩니다. 이런 경우 척추에도 많은 무리를 주게 됩니다. 척추에 이상이 있는지 손쉽게 알아볼 수 있는 방법이 바로 걸음걸이를 관찰하는 거예요. 걸을 때 특정 부위에 통증이 느껴지거나 갑자기 걸음이 이상해졌다면 척추나 관절에 이상이 생겼을 확률이 높아요. 어른들 중에서 오리걸음을 걷는 사람이 많은 이유는 고관절에 이상이 생겼기 때문입니다. 제대로 걷고 싶어도 사타구니에 통증이 심해서 똑바로 걷기가 힘들거든요.

이 선수 : 그럼 팔자걸음은 어떤 경우에 걷게 되는 건가요?

박 원장 : 무의식적으로 다리가 벌어져서 팔자걸음을 걷게 된다면 천장관절증후군을 의심해볼 수 있어요. 천장관절이란 요추의 제일 마지막 부분

인 엉치뼈(천골)와 좌우 대칭으로 있는 골반뼈(장골)가 연결되는 부위를 말합니다. 골반이 틀어진 상태이기 때문에 걸을 때마다 다리가 벌어지게 되는 거죠. 똑바로 누웠을 때 발이 벌어져서 맞닿지 않으면 이 질환일 가능성이 높아요.

이 선수 : 걸음만 봐도 어떤 병인지 알 수 있겠네요.

박 원장 : 연령대에 따라서 증상이 조금씩 다르고, 복합적으로 발생하는 경우도 있으니까 걸음걸이 하나만 보고 판단하는 건 무리가 있어요. 하지만 일단 노력해도 제대로 걷기 힘들고 다리가 저절로 벌어질 정도라면 병이 상당히 진척된 상황이니 빨리 병원을 찾는 것이 좋습니다.

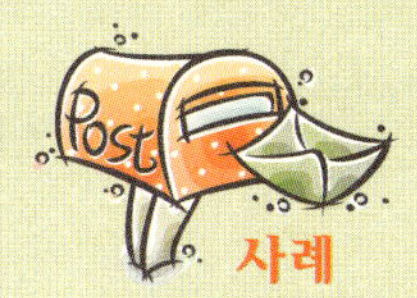

현대인에게 점차 증가하는
디스크내장증

몇 년 전, 병원으로 한 여성이 찾아왔다. 10년째 허리 통증으로 고통받고 있다는 43세의 K씨는 통증이 심해질 때마다 병원을 찾아 물리치료를 받고 침을 맞았지만 치료를 받을 때만 잠시 상태가 호전될 뿐, 며칠 지나면 다시 고통이 찾아온다고 했다. 일단 통증의 원인을 알기 위해 K씨에게 여러 가지를 물었지만 그녀는 확실한 원인을 기억하지 못했다. 질환이 시작된 지 너무 오랜 시간이 지난 후라 잊어버린 듯했다.

K씨는 진료를 받기 위해 의자에 앉아 있는 동안에도 계속 자세를 바꿔야 할 만큼 통증이 극심한 상태였다. 약 10분 정도 상담이 진행되었을 즈음, 그녀는 앉아 있기가 힘들다며 자리에서 일어나 걸어 다니며 이야기를 계속했다. 이렇게 자세를 계속 바꿔주지 않으면 서 있기도 힘들 지경이었던 것이다. 그녀는 허리 깊숙한 곳에서부터 뻐근함이 올라오는 통증으로 인해 일상생활조차 힘들다고 했다.

이렇게 오랜 시간 동안 고통을 받으면서 병원 검사는 받아보지 않았느냐고 묻자 K씨는 엑스레이 검사와 CT검사까지 받아보았지만 아무런 이상이 없는 것으로 나왔다고 한다. 이런 경우에는 MRI를 찍어야 정확한 결과를 알 수 있다. 나의 권유로 MRI 촬영을 해본 결과 디스크의 퇴행성과 균열이 동반된 디스크내장증, 즉 추간판내장증으로 판명이 났다.

K씨는 간단한 국소마취로 치료가 가능한 고주파디스크성형술을 받았다. 이 시술은 통증을 느끼는 신경이 밀집되어 있는 디스크 후방에 고주파를 쏘아서 디스크 일부와 신경을 소작1)함으로써 통증을 치료하는 방법이다. K씨는 수술 후 상태가 상당히 양호해져서 며칠 만에 퇴원을 했다.

디스크내장증은 일반인들에게는 생소하지만 점차 증가하는 추세의 질환으로 디스크의 외측을 감싸고 있는 횡인대에 퇴행이 이루어지는 동시에 균열이 생겨 만성적인 허리 통증으로 발전하게 된다. 앉아 있는 시간이 많은 사람일수록 발병할 확률이 높고, 무거운 물건을 들거나 허리에 충격이 심하게 가해질 경우에도 발생한다고 알려져 있다. 만성 허리 통증의 경우 약 40퍼센트가 디스크내장증이라고 추측하는 의사도 있을 정도다. 일반적으로는 40대 이후에 발병하지만 허리가 끊어질 정도의 통증을 호소하며 응급실을 찾는 젊은 환자도 종종 있다.

치료는 통증 정도에 따라 운동과 신경치료, 수핵성형술 등 다양한 방법이 있다. 디스크내장증 예방을 위해서는 되도록 앉아 있는 시간을 줄이고 꾸준히 걷기 운동을 해서 허리 근력을 강화시키는 것이 중요하다. 또한 의자에 앉을 때는 반드시 등받이가 있는 의자에 정 자세로 앉아야 한다. 통증이 심한 경우에는 신경치료와 같은 시술 이후 추가적으로 운동재활치료가 필요하다.

---

1) 소작(燒灼) : '지짐술' 의 전 용어, 디스크를 지지는 것.

주부 여러분,
수근관증후군을 조심하세요

이 선수 : 아무래도 주부보다는 직장생활을 많이 하는 남성들이 척추질환을 앓는 경우가 많은 것 같아요. 직장에서 육체노동을 하는 사람도 그렇고, 컴퓨터 앞에 앉아 있는 시간이 많은 사무직 남성도 그렇고요.

박 원장 : 우리 병원에서 최근 디스크 수술을 받은 환자 1,086명을 대상으로 조사한 결과 젊었을 때는 남성이, 나이가 들어서는 여성이 허리 수술을 많이 받는 것으로 나타났습니다. 50세 미만의 환자 중에는 남성이 60퍼센트가 넘지만 50세 이상의 경우는 여성이 61퍼센트나 차지했어요.

이 선수 : 와, 놀라운데요? 이유가 뭘까요?

박 원장 : 아무래도 나이가 들면서 여성이 남성에 비해 상대적으로 운동량과 근력이 부족하기 때문에 나타나는 현상이라고 생각합니다. 남성은 50세 이후에도 운동을 꾸준히 하지만 여성은 그렇지 않은 경우가 많으니까요.

이 선수 : 근력을 키우는 것이 중요하군요. 여성들은 50세 이후에 더욱 운동을 열심히 해야겠어요.

박 원장 : 아무래도 그렇죠. 하지만 젊다고 안심해서는 안 됩니다. 특히 매일 쓸고 닦는 청소나 손빨래, 주방일을 많이 하는 주부들은 수근관증후군

을 조심해야 해요.

이 선수 : 수근관증후군요?

박 원장 : 네. 식당일을 하는 사람이나 컴퓨터를 다루는 직종의 사람, 그리고 만성신부전으로 혈액투석을 받는 환자 등에게서 주로 발생하는 질환이에요. 손목터널증후군이라고도 부르죠.

이 선수 : 그렇다면 손목을 주로 사용하는 사람에게 발생하는 질환이라고 보면 되겠네요?

박 원장 : 그렇습니다. 손목 앞부분의 피부 조직 밑에는 손목을 이루는 뼈와 인대에 의해 생겨난 작은 통로가 있어요. 이곳으로 9개의 힘줄과 하나의 신경이 지나갑니다. 그런데 어떤 원인으로 인해서 통로가 좁아지거나 압력이 증가하면 지나가는 신경이 손상되어 손바닥과 손가락에 이상 증상이 나타나게 됩니다. 밤에 손이 저리면서 손바닥 부위에 저리고 타는 듯한 통증이 느껴지거나 손목의 뒷면이 서로 닿도록 손목을 심하게 구부리고 1분 정도 기다렸을 때 저린 증상이 더욱 심하다면 수근관증후군을 의심해봐야 합니다.

이 선수 : 류머티스 관절염 증상과도 비슷한 것 같은데요?

박 원장 : 네. 목디스크나 류머티스 관절염과도 비슷한 부분이 많아요. 하지만 목디스크의 경우는 손가락이 저리기보다는 팔뚝이나 상반신 전체에 저리는 증세가 있고 목을 구부리거나 접을 때 증상이 심합니다. 반면에 류머티스 관절염은 손가락 전체가 아니라 마디마디가 아프고 붓는 증세가 나타나죠.

이 선수 : 컴퓨터를 오랜 시간 사용하면 손가락이 저리고 아프던데, 이런

경우도 해당되나요?

박 원장 : 세탁기가 없던 시절에는 힘을 주고 빨래를 비틀어 짜는 중년 주부들에게 많이 발생하는 질환이었는데 요즘에는 컴퓨터 마우스를 오랜 시간 사용하는 젊은이들에게도 많이 발생하고 있어요. 스마트폰으로 인한 발병률도 상당한 편이구요. 물론 주부들에게 발병하는 확률이 가장 높은 편이죠. 아무래도 청소나 빨래, 설거지를 할 때 손목을 많이 사용하니까요.

이 선수 : 되도록이면 세탁기나 청소기를 이용하는 것이 좋겠네요. 쭈그리고 앉아서 일하는 것은 손목뿐 아니라 척추에도 많이 안 좋은 자세잖아요.

박 원장 : 맞습니다. 그리고 컴퓨터 사용도 좀 자제하는 것이 좋아요. 요즘 파워블로거 가운데 주부들이 상당히 많다고 하던데, 그만큼 컴퓨터 앞에서 보내는 시간이 많지 않겠어요? 집안일을 할 때도 손목을 많이 이용하는데, 컴퓨터까지 오랫동안 사용하면 손목을 지나치게 혹사시키는 일이죠.

이 선수 : 제 아내도 요리 레시피나 생활 관련 정보를 컴퓨터나 스마트폰으로 많이 검색하더라고요. 책을 뒤지는 것보다는 검색하는 것이 훨씬 편리하고 빠르니까 그런 것 같아요. 물론 그렇게 오랜 시간 앉아 있지는 않지만요.

박 원장 : 물론 잠깐씩 이용하는 것은 나쁘지 않아요. 책을 뒤지는 것보다는 컴퓨터를 이용해서 검색하는 것이 훨씬 편리한 게 사실이니까요. 하지만 지나치게 오랫동안 컴퓨터를 하거나 너무 공들여서 빨래를 하는 일, 구석구석 꼼꼼하게 청소를 하기 위해 무릎을 굽히고 손목에 힘을 많이 주는 게 문제죠. 대청소는 한 달에 한 번 정도면 충분한 것 같아요. 이러다가 살림 잘하는 주부 여러분께 질타를 받는 건 아닌지 모르겠어요. 하하하.

이 선수 : 깔끔한 집과 깨끗한 옷도 좋지만 가장 중요한 것은 건강이다! 이렇게 마무리하면 어떨까요? 하하하.

박 원장 : 네. 좋은 마무리 감사합니다. 하하하.

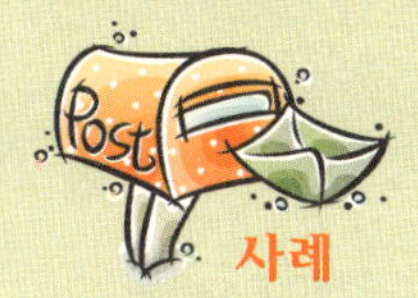

어느 파워블로거에게
찾아온 통증

　최근 요리 전문 '와이프로거'로 많은 인기를 얻고 있는 32세 주부 S씨. 그녀가 요리에 처음 관심을 갖기 시작한 것은 5년 전쯤 친구와 함께 유명 베이커리에서 진행하는 교습과정을 들은 직후였다. 재미삼아 블로그에 자신이 만든 빵과 쿠키의 제작과정을 올리기 시작하면서 그녀의 블로그에는 매일 1,000명이 넘는 사람들이 찾아오기 시작했고, 정성껏 사진을 찍고 재미있는 후일담을 올리면서 얼마 전부터는 1일 방문객 7,000명이 넘는 파워블로거가 되었다.

　인기가 많아지자 여러 업체에서 섭외가 들어오기도 했지만 그녀는 어쩐지 자신의 즐거움이 줄어들 것만 같아서 일체 광고를 거부하고 그저 매일매일 새로운 음식을 올리는 데 온 신경을 기울였다. 하지만 이렇게 사람들과 소통하는 즐거움으로 살아가는 S씨에게 남모를 고민이 하나 있었으니, 바로 손목 통증이었다.

　남편은 매일 새로운 상차림을 찍어 블로그에 올리는 그녀를 바라보며 흐뭇해 했지만 한편으로는 걱정이었다. 음식을 하는 데 걸리는 시간만 해도 기본 두 시간. 게다다 사진을 추려서 컴퓨터에 올리는 작업에도 적지 않은 시간을 소모했다. 뿐만 아니다. 요리만큼 가사에도 욕심이 많은 S씨였던지라 매일매일 수건을 삶았고, 구석구석 먼지 없이 청소하는 데 많은 힘을 기울였다.

 S씨의 남편은 매일 퇴근 후 집에 돌아오면 잠자리에 들기 전까지 S씨의 손을 주물러주는 것이 하루의 일과가 되었다. 그러던 어느 날, 곤히 잠을 자던 S씨가 비명을 지르며 자리에서 벌떡 일어났다. 손에 쥐가 난 듯 저림 증세가 심해져서 그만 잠이 깨고 만 것이었다. S씨는 다음 날 남편의 손에 이끌려 병원을 찾았다.

 예상처럼 S씨는 수근관증후군을 앓고 있었다. 그나마 다행인 것은 증상이 그다지 심하지 않아 약물요법과 물리치료만으로 증상이 호전되었다는 점이다. 하지만 앞으로도 S씨의 생활이 변하지 않는다면 그녀의 손목은 오래 지나지 않아 다시 비명을 지르게 될 것이 분명했다. 나는 그녀에게 조금만 욕심을 버리라고 조언을 했다. 지금의 즐거움을 찾기 위해 미래의 즐거움을 버리는 것이 얼마나 어리석은 일인지는 S씨 스스로 깨달아야 한다.

 약물치료와 물리치료로 통증이 사라지지 않는다 해도 걱정할 필요는 없다. 1센티미터만 절개해서 간단하게 내시경으로 시술하는 간단한 수술로 완치가 가능하기 때문이다.

주부와 웹디자이너, 요리사를 울리는 수근관증후군

손목을 주로 사용하는 직업에 종사하는 사람이나 손빨래, 걸레 청소를 자주 하는 주부들에게 발병하는 수근관증후군은 손목 앞 피부 조직 밑에 형성된 작은 통로인 수근관이 좁아져서 신경이 손상되는 질환을 일컫는다. 팔에서 발생하는 신경질환 중 가장 흔한 질환의 하나로, 평생 발병률이 50퍼센트나 된다고 알려져 있다.

주요 증상으로는 손저림, 통증, 경련 등이 있으며 야간에 통증이 특히 심해져서 자다가도 손저림 증상 때문에 잠에서 깨는 경우가 있다. 아침에 손이 굳거나 경련이 일어나서 손을 주물러줘야 한다면 수근관증후군일 가능성이 높다. 심할 경우에는 통증이 팔꿈치에서 어깨, 목까지 확대되는 경우도 있다.

손목의 통증 정도가 심하지 않으면 물리치료나 주사요법만으로도 치료가 가능하다. 하지만 비수술적인 방법으로 증상이 호전되지 않거나 손가락에 마비 증상이 나타나고 근력 저하가 심할 경우에는 수술을 통해서 좁아진 신경관을 확장시켜줘야 한다. 보통 손바닥에 1.5센티미터 미만으로 절개를 한 후 수술용 내시경을 보면서 신경을 압박하는 인대를 제거하면 된다. 일반적으로 수술 후 2~3일 정도가 지나면 손을 조금씩 사용할 수 있고 2주 후에는 예전과 다름없는 일상생활이 가능하다.

수근관증후군 역시 반복적으로 무리하게 관절을 사용하여 발생하는 것이므로 손목을 자주 사용하는 주부나 사무직 종사자, 요리사 등은 수시로 손목 스트레칭을 해주는 것이 가장 좋은 예방법이다.

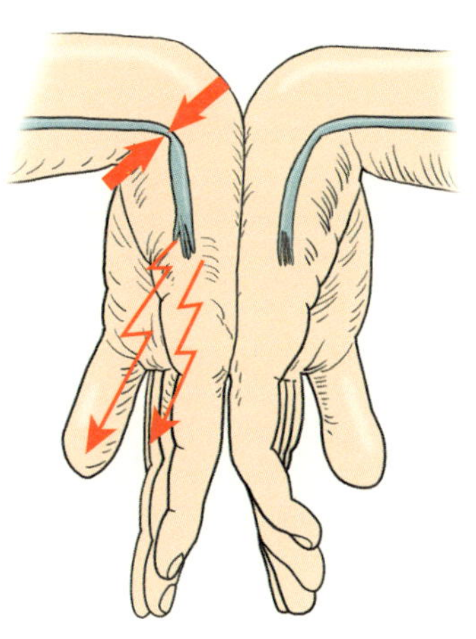

〈수근관증후군〉

걷기나 달리기 운동,
함부로 하지 마세요

박 원장 : 이 선수는 은퇴 후에도 운동을 계속하고 있나요?

이 선수 : 물론이죠. 하지만 예전과는 좀 많이 다르긴 해요. 선수 시절에는 눈이 오나 비가 오나 한결같이 새벽에 일어나 달렸어요. 일년에 한두 번 술을 마시는 날도 있었지만 그런 날도 어김없이 새벽 5시에 기상해서 두 시간가량 뛰었죠. 오후에도 세 시간 정도 달렸고요. 은퇴하기 전까지 단 하루도 어겨본 적이 없어요. 하다못해 신혼여행을 가서도 파리의 새벽거리를 달렸을 정도였죠.

박 원장 : 신혼여행지에서도 달렸다고요? 하하하. 정말 대단하네요.

이 선수 : 제가 20여 년 전 운동을 처음 시작하면서 결심했던 게 '매일 다섯 시간씩 뛰겠다'는 것이었어요. 요즘은 더 빨라졌지만 제가 어렸을 때만 해도 운동을 시작하는 아이들이 대부분 초등학교 3~4학년 정도였어요. 그런데 저는 고등학교에 가서야 본격적으로 운동을 시작했으니 다른 아이들에 비해 7년이나 늦었던 거죠. 그 간격을 메꾸려면 제가 더 노력하는 것밖에 없겠더라고요.

박 원장 : 그야말로 우직하네요. 그럼 그 약속을 그동안 한 번도 어긴 적이

없었나요?

이 선수 : 네. 휴가 때도 아침에 일어나 어김없이 달렸어요. 신혼여행 가방에 운동복과 조깅화, 영양식을 챙겨가니까 아내가 어처구니없다는 듯 바라보긴 했지만 그래도 달렸어요. 그땐 정말 생활 자체가 치열했던 것 같아요. 그에 비하면 요즘 하는 운동은 휴식에 가깝죠. 여전히 아침에 조깅을 하고, 틈틈이 헬스도 하지만 쉬엄쉬엄 하고 있어요.

박 원장 : 주위에서 같이 달리는 분들도 많죠?

이 선수 : 그렇죠. 알아보고 같이 달리자고 하는 분들이 많아요. 달리기 행사에 초청받아 갈 때도 많고요. 그런데 저를 이기겠다고 무조건 안간힘을 다해서 달리는 분들이 꼭 있어요. 하하하.

박 원장 : 저런. 일반인이 선수를 이기려고 하는 건 좋은 생각이 아닌데, 참 무리를 하시네요.

이 선수 : 그러게요. 하지만 그렇게 한번 달려봐야 나중에 후회가 없으실 것 같아서 굳이 말리지는 않아요. 대신 준비운동을 철저하게 하라고 늘 권유하죠.

박 원장 : 준비운동을 안 하고 바로 달리는 분들도 있죠?

이 선수 : 요즘은 초보자들을 제외하고는 대부분 준비운동을 잘하시는 것 같아요. 그런데 경기 전에는 준비운동 시간을 따로 주니까 다들 잘 하는데, 아침 조깅을 할 때는 준비운동을 생략하고 바로 뛰는 분들이 더 많아요. 부상을 예방하고 뛰는 데 필요한 근육을 이완시키기 위해서는 준비운동이 필수죠. 최소 20분 정도는 스트레칭을 해야 한다고 늘 말씀드려요.

박 원장 : 걸을 때 하중이 몸무게의 두 배고, 달릴 때는 서너 배가량 증가하

게 되니까 달리기도 만만한 운동이 아니에요.

이 선수 : 달리는 자세도 척추에 영향이 있겠죠?

박 원장 : 물론이에요. 잘못된 자세로 달리면 평소 하중의 6~8배까지 증가합니다.

이 선수 : 달리는 자세에는 정답이 없으니까 자신이 느끼기에 편한 자세로 뛰면 된다고 저는 말하거든요. 물론 상반신을 꼿꼿이 세워야 힘의 소모가 덜하고, 발뒤꿈치가 먼저 땅에 닿는 것이 좋다고 하는데, 척추에 좋은 자세는 어떤가요?

박 원장 : 거의 같아요. 시선을 앞에 두고 허리를 편 자세로 달리는 게 좋습니다. 달릴 때 최대한 몸이 흔들리지 않도록 하는 게 힘의 소모나 척추를 위해서도 좋죠. 가능하면 처음부터 끝까지 일정한 보폭과 속도를 유지하는 게 가장 이상적이에요. 그런데, 달리기가 모두에게 이로운 것은 아니에요. 퇴행성 질환을 앓는 환자들이나 허리 디스크 환자에게는 권하지 않아요.

이 선수 : 그렇다면 허리가 약한 사람들은 어떤 운동이 좋을까요?

박 원장 : 가장 효과적인 운동은 수영, 그중에서도 배영이에요. 누워서 하니까 척추가 일자로 펴지고, 부담도 덜하죠. 정신적으로도 편안함을 느끼니 더욱 좋고요. 매일 하는 것보다는 일주일에 2~3회 정도, 아침에 하는 것이 좋습니다. 수영이 부담스럽다면 물속에서 걷는 것도 추천할 만해요. 굳이 수영장이 아니라 목욕탕에서도 할 수 있으니 몸도 씻고 운동도 하고, 일거양득이죠.

이 선수 : 운동을 하는 시간도 저녁보다는 아침이 좋은가요? 직장인들은 아무래도 아침보다는 저녁 운동이 편하잖아요.

박 원장 : 안 하는 것보다는 저녁에라도 하는 게 좋죠. 하지만 되도록 저녁보다는 아침 운동을 권해요. 퇴근 후의 운동은 스트레스 해소에는 도움이 되지만 허리에는 그다지 좋지 않거든요. 디스크의 수분도 저녁이 되면 슬그머니 빠져나가서 두께가 얇아져 있는데, 여기에다 몸에 피로까지 쌓인 상태에서 무리한 운동을 하면 디스크가 손상될 수 있어요.

이 선수 : 디스크도 아침형이네요. 저도 아침 운동을 좋아하는 편인데 다행이에요. 앞으로도 사람들에게 아침 운동을 권해야겠네요.

남성 여러분! 다리 벌리고 앉지 마세요
여성 여러분! 다리 꼬고 앉지 마세요

박 원장 : 오늘은 좀 늦으셨네요. 차가 많이 막혔나 봐요.

이 선수 : 아휴 죄송합니다. 먼저 약속이 있어서 지하철을 타고 왔는데 제가 시간 계산을 잘못했어요.

박 원장 : 괜찮습니다. 저도 진료가 있어서 지금 막 들어왔어요.

이 선수 : 오랜만에 지하철을 타니 환승하는 위치를 헷갈린데다 출구도 잘못 찾았어요. 원래 약속 시간을 잘 지키는 편인데……. 다음부터는 이런 일 없도록 조심하겠습니다.

박 원장 : 버스보다는 그래도 지하철이 정확하죠. 환승 위치를 잘못 파악하면 엄청 걷게 되긴 하지만요.

이 선수 : 그러게요. 제가 딱 그 경우네요.

박 원장 : 모처럼 지하철 나들이를 하셨다니, 한 가지 질문을 해볼까요? 지하철에 앉아 있는 남성들의 공통점을 혹시 아세요?

이 선수 : 글쎄요……. 예전에 비해 책을 보는 사람의 수가 확실히 줄어든 것 같고……. 음악을 듣거나 휴대전화를 갖고 노는 사람이 많다는 건가요?

박 원장 : 혹시 그분들의 자세를 보셨나 모르겠네요.

이 선수 : 아……. 아무래도 남자들은 다리를 벌리고 앉는 경우가 많죠.

박 원장 : 왜 그런 자세가 나올까요?

이 선수 : 음……. 일종의 영역 확보가 아닐까 싶어요. 동물적인 본능이죠. 더 넓은 땅을 차지하고 싶어 하는 건 인간의 기본적인 욕구잖아요.

박 원장 : 이 선수는 상당히 원론에 가까운 답을 하네요. 하하하, 맞아요. 남자는 밖으로 뻗어나가려 하고, 여자는 내부를 지키려고 하는 원시적인 습성도 이유 중 하나예요. 하지만 외국의 경우에는 대중교통수단 내에서 이렇게 다리를 벌리고 앉는 일명 '쩍벌남' 이 거의 없어요. 그렇게 보면, '영역 확보' 만이 '쩍벌남' 의 이유가 아님을 알 수 있죠.

이 선수 : 그렇다면 그런 사람들이 유독 우리나라에 많은 이유는 뭘까요?

박 원장 : 일단은 타인에 대한 배려심이 부족한 거죠. 모두가 함께 이용하는 공공장소에서 자신의 태도가 타인에게 피해를 입힌다는 생각을 하지 않고 자신의 편리함만을 추구하는 거예요. 사람이 많은 출퇴근 시간에 지하철 내에서 이렇게 다리를 벌리고 앉으면 앞에 있는 사람은 갈 곳이 없죠. 특히 여성들의 경우는 정말 난감하기 이를 데가 없고요.

이 선수 : 같은 남자 입장에서도 좋아 보이지 않아요. 외국인들도 우리나라 지하철에서 가장 안 좋았던 점으로 다리 벌리고 앉는 남자들을 꼽더군요. 가끔 싸움도 벌어진다고 하는 걸 보면 적지 않은 남성들이 이 자세를 고집하는 것 같아요.

박 원장 : 이런 자세는 타인에게 피해를 주는 동시에 자기에게도 피해가 됩니다. 이 선수, 혹시 다리를 벌리고 앉는 남자들의 상체 자세를 보셨어요?

이 선수 : 글쎄요. 관심을 가지고 본 적이 없어서……. 그저 왜 저러고 앉나

싶어서 쳐다보기만 했죠.

박 원장 : 일반적으로 다리를 벌리고 앉는 사람들은 상체를 반쯤 기울여서 등받이에 기대앉아요. 이런 자세는 척추의 만곡에 영향을 주거나 허리에 심한 자극을 주어서 척추 모양이 변하게 됩니다. 한

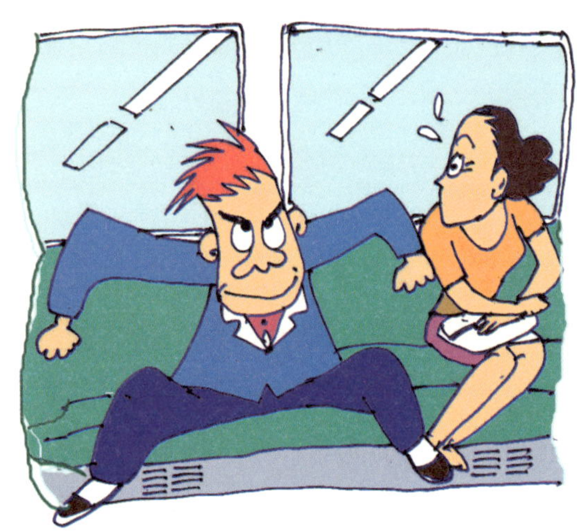

조사에 의하면 지하철에서 다리를 벌리고 앉는 사람 열 명 중 여덟 명의 골반에서 변형을 발견했다고 합니다. 골반이 비뚤어지면 심할 경우 척추질환으로 이어질 수 있어요.

이 선수 : 어떤 사람들은 일부러 다리를 벌린다기보다는 그 자세가 굳어진 것 같은 느낌을 주던데, 그런 경우는 없나요?

박 원장 : 우리나라의 좌식 문화도 원인이 될 수 있을 거예요. 좌식 생활에 익숙한 사람들은 의자를 이용하면 아무래도 불편하죠. 좌식 생활이 굳어지면 골반과 관절 사이가 벌어지게 되거든요. 평소 운동을 꾸준하게 한 사람이라면 문제가 없지만 운동량이 부족하면 의도하지 않아도 다리가 저절로 벌어집니다. 그래서 쩍벌남은 젊은 사람보다는 나이가 많은 50~60대 이상이 많죠. 젊은 사람들은 의자 생활을 많이 하니까 다리를 모으고 앉는 게 부담스럽지 않지만 나이가 들면 근력이 줄어들기 때문에 다리를 모으는 힘도 부족해지거든요.

이 선수 : 그럼 다리를 벌리고 앉는 남자들은 힘이 부족하다는 사실을 모든 사람들에게 공표하는 거군요, 하하하. 그렇다면 다리를 어느 정도 벌리는 게 알맞을까요?

박 원장 : 어깨 너비 정도가 본인은 물론 보는 사람 입장에서도 가장 자연스러운 각도라고 봅니다. 같은 자세를 유지하려고 하는데도 불구하고 자꾸 다리가 벌어진다면 병원에 한번 가보시는 게 좋아요. 평소 양반다리를 자주 취한다면 아마도 다리가 서서히 벌어지려고 할 거예요.

이 선수 : 집에서 TV를 볼 때나 바닥에 앉는 식당에 가면 양반다리를 하고 앉는데, 자세를 바꿔야겠네요.

박 원장 : 양반다리로 앉으면 한쪽 다리를 다른 쪽 무릎에 얹게 되잖아요. 그런데, 이 자세가 골반 변형의 주요 원인이 될 수 있어요. 올린 쪽 다리의 엉덩이 근육은 과도하게 늘어나고, 반대편 엉덩이 근육과 골반은 체중의 압박이 가해지게 돼서 골반이 비대칭을 발생시키게 되거든요. 당연히 좋을 수가 없죠. 그런데 이런 변형은 여성들에게서 더 많이 발생해요. 여성들은 지하철 같은 대중교통을 이용할 때는 물론, 평소에도 다리를 꼬고 앉는 것이 일반화돼 있으니까요.

이 선수 : 남자들이야 다리를 적당히 벌리고 앉으면 되지만 여성들의 경우는 더욱 난감할 것 같아요. 다리를 꼬고 앉아야 조신해 보이잖아요.

박 원장 : 치마를 입었을 때가 가장 난감하죠. 조금이라도 빈틈을 보이면 안 되니까요. 이럴 때는 무릎을 가지런히 붙이고 앉아서 위에 손수건이나 가방을 올려놓으시면 돼요. 오른쪽 다리를 꼬고 앉으면 우측 골반이 올라가고 중심이 왼쪽 골반으로 기울어 척추가 오른쪽 방향으로 휘어지게 됩니

다. 편하다는 이유로 계속 다리를 꼬고 앉을 경우 심하면 퇴행성 척추질환
이나 척추관협착증 등이 발병할 수도 있어요. 여성들에게서 많이 발견되는
척추측만증 역시 마찬가지예요. 골반이 비뚤어지면 척추도 함께 휘려는 습
성을 가지고 있거든요.

이 선수 : 그럼 바닥에 앉을 때는 어떤 자세를 취하는 게 좋을까요?

박 원장 : 우리나라 여성들이 가장 많이 취하는 자세는 양 다리를 옆으로
모으고 앉는 거예요. 이 자세는 다소곳해 보이기는 하지만 척추가 한쪽으
로 기울게 만든답니다. 장시간 같은 자세를 취하면 다리에 쥐가 나거나 근
육이 꼬일 가능성도 높아지고요. 가능하면 처음에만 이렇게 앉아 있다가
시간이 지난 뒤 슬쩍 다리를 펴거나 왔다갔다 하면서 근육을 펴주는 게 좋
아요.

이 선수 : 남자들은 편하려고 다리를 벌리고 앉다가 척추가 망가지는데, 여
자들은 예의 때문에 척추가 망가지다니……. 우리나라 여성들이 어쩐지 좀
안쓰러워지네요.

우리 할머니가 작아졌어요

박 원장 : 남자들이 잘못된 습관 때문에 척추가 망가진다면 여성들은 가사·육아로 인한 자세 때문에 척추가 망가지는 경우가 많아요.

이 선수 : 허리 굽은 할머니들이 많은 것도 이런 영향일까요?

박 원장 : 그렇죠. 노인들의 굽은 허리는 척추후만증이나 척추관협착증인 경우가 많습니다. 대표적인 원인은 역시 노화와 잘못된 자세예요. 농사를 많이 짓던 시절에는 허리가 굽은 할아버지도 많았어요. 대부분의 시간을 쪼그리고 앉아서 일을 했기 때문에 쉽게 발병했죠.

이 선수 : 아, 그래서 예전보다 허리 굽은 할아버지, 할머니가 많이 안 보이는 거군요. 옛날에는 할아버지가 되면 자연스럽게 허리가 구부러진다고 생각했어요. 그런데 일반적으로 허리가 굽은 분은 할아버지보다는 할머니가 더 많던데 이유가 있나요?

박 원장 : 여성은 폐경기를 지나면서 뼈 속의 칼슘이 급격하게 빠져나가 뼈가 약해지기 때문이에요. 또 예전에는 포대기로 아이를 업은 채 일을 했으니까요. 일을 하다가 중간중간 허리를 좀 펴줘야 하는데, 아이가 업혀 있으

니 허리를 펼 수가 없었던 거죠. 아무래도 그런 영향이 상당했을 거라고 생각합니다.

이 선수 : 그렇다면 노화로 인한 질환들은 치료가 불가능한가요?

박 원장 : 초기에 발견하면 얼마든지 치료가 가능해요. 골절이 발생할 경우 예전에는 뼈가 굳을 때까지 누워서 기다리는 게 최선이었어요. 이럴 경우 오히려 상태가 악화되어 만성요통과 후만변형이 발생했죠. 하지만 최근에는 새로운 치료방법이 많이 발견되었습니다. 압박된 척추체를 고정하는 기구를 이용하는 경피적척추체성형술이 대표적인 치료방법이에요. 국소마취 상태에서 방사선투시기를 이용하여 바늘을 삽입하고, 특수 드릴을 사용하여 엑스선 투시기로 모니터링하면서 압박된 척추체 내에 안전하게 골 시멘트를 주입합니다. 입원 기간도 짧고 통증 치료 효과도 탁월해서 만족도가 높은 편이에요. 합병증 발병률도 상당히 낮아서 고령의 환자도 안심하고 수술을 받을 수 있죠.

이 선수 : 다행이네요. 저는 노화로 인한 질환은 수술 자체가 불가능하다고 생각했어요. 일단 자세를 올바르게 취하는 게 가장 중요하겠네요.

박 원장 : 잘못된 자세를 오래 취하면 허리에 무리가 가서 척추질환으로 이어지는 경우가 있어요. 퇴행으로 인한 척추관협착증이 발생하면 허리를 제대로 펴기도 힘들어지고요. 그래서 걸어 다닐 때도 허리를 굽히게 되죠.

이 선수 : 그래서 점점 키가 작아지는 것처럼 느껴지는 거군요.

박 원장 : 나이를 먹으면서 키가 점점 줄어드는 것도 사실이에요.

이 선수 : 그렇게 보이는 게 아니라 정말로 키가 줄어든다는 말씀이세요? 저희 어머니도 연세가 드시면서 점점 작아지는 것 같다고 하던데, 그게 정

말이군요.

박 원장 : 그렇죠. 자식들이 커가면서 부모님의 뒷모습이 작게 느껴진다고 하는데, 이건 심정적으로만이 아니라 실질적으로도 사실이에요. 사람에 따라서 약간씩 차이가 있지만 목뼈와 목뼈 사이에 있는 디스크의 높이는 약 5~6밀리미터 정도 됩니다. 디스크는 80퍼센트의 수액으로 이루어져 있는데, 나이가 들면 수분이 점차 빠져나가면서 65퍼센트까지 줄어들게 되죠. 그래서 키가 작아지는 거예요.

이 선수 : 아, 그래서 출근길에 배웅 나온 어머니가 유난히 왜소해 보였던 거군요. 저희 어머니는 이제 비나 눈이 오는 날에는 바깥 출입도 삼가시더라구요. 미끄러지면 큰일난다구요.

박 원장 : 현명하신 거예요. 특히 눈이 오는 날에는 도로가 미끄럽기 때문에 넘어질 가능성이 높잖아요. 뼈가 약한 노인들은 넘어지기 쉽기 때문에 골격계의 골절이 자주 발생합니다. 특히 흉요추 골절이 가장 빈번한데, 이를 척추압박골절이라고 합니다.

이 선수 : 아, 그럼 골다공증으로 인한 질환인 거죠?

박 원장 : 그렇습니다. 젊은 사람들은 골절이 발생해도 3~4주 이내에 치유되지만 60대 이상 여성은 골절 치유력이 감소되어 있어요. 골절된 상태에서 무리하게 움직이면 압박 정도가 점점 더 심해지면서 허리가 앞으로 굽어질 뿐 아니라 심한 허리 통증으로 인해 거동도 힘들어집니다.

이 선수 : 그냥 뼈가 약해져서 생기는 질환이라고 생각했는데, 골다공증도 위험도가 상당히 높은가 봐요.

박 원장 : 압박골절 자체가 위험하지는 않아요. 하지만 골절이 발생하면 오

랜 기간 치유를 위해 누워 있는 경우가 많은데, 이렇게 되면 폐렴이나 하지 심부정맥혈전증 같은 합병증이 발생합니다. 이런 질환이 무서운 거죠.

이 선수 : 그럼 넘어지거나 미끄러지는 사고만 조심하면 골다공증 환자라도 문제는 없는 거죠?

박 원장 : 그렇지 않아요. 골다공증이 심해지면 결국 뼈의 골절이 발생합니다. 특별한 외상 없이도 척추가 주저앉는 압박골절 환자가 많아요. 초기에는 정도가 심하지 않아 엑스레이에도 잘 나타나지 않지만 MRI 검사를 하면 진단이 가능하죠. 다른 질병도 마찬가지지만 골다공증의 경우는 초기 진단이 매우 중요해요. 압박이 심해져서 허리가 구부러지게 되면 회복이 힘들거든요.

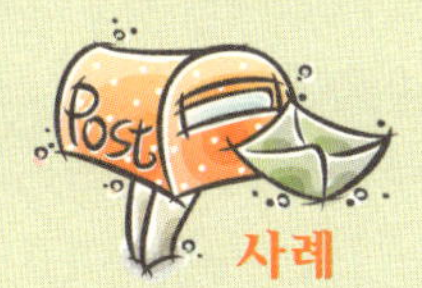

고령 골다공증 환자,
이렇게 회복했다

수원에 거주하는 72세 Y씨는 지난 겨울 새벽, 약수터에 다녀오다가 그만 눈을 밟고 엉덩방아를 찧고 말았다. 주위 사람들의 도움으로 집에까지는 안전하게 귀가했지만 그날 이후 등의 통증이 심해져서 허리를 똑바로 펴고 걸을 수 없을 뿐 아니라 잠을 자다가 돌아눕기도 어려울 정도였다. 지금까지 여러 번 이와 같은 증상이 발생한 경험이 있었으므로 집에서 물리치료기를 이용해 마사지를 하거나, 정형외과를 방문해서 치료를 받곤 했다. 하지만 1개월이 지난 이후에도 증상이 나아지지 않을 뿐 아니라 오히려 통증은 더욱 심해졌다.

보다 못한 아들이 검사를 한번 받아보자고 설득하여 우리 병원을 찾아왔다. 이날도 역시 혼자 힘으로는 거동이 힘들 정도라 아들의 부축을 받고 상담실에 들어섰다.

엑스레이 검사에는 자세히 나오지 않았지만 MRI 검사 결과 12흉추 압박골절을 발견하게 되었고, 국소마취 후 경피적척추체성형술을 시행했다. 이 수술법은 정교한 드릴로 척추체 내에 골시멘트를 주입할 공간을 확보하므로 추체의 압박 부위를 강화시킬 수 있고, 많은 양의 골시멘트를 주입할 수 있으므로 효과 또한 높은 편이다. 또한 점도가 높은 상태에서 낮은 압력으로 주입하므로 골시멘트가 추체 바깥으로 유출되어 발생하는 신경 손상이나 혈전 등도 거의 나타나지 않는다.

수술 다음 날, Y씨는 통증이 씻은 듯 사라져서 아들의 부축 없이 혼자 힘으로 일어나 퇴원했다.

새로운 치료법 덕분에 고령의 환자들도 심한 통증에서 쉽게 벗어날 수 있게 되었지만 무엇보다 중요한 것은 허리 통증 예방이다. 골다공증 예방을 위해서는 칼슘이나 비타민 D가 풍부한 유제품을 많이 섭취하고 적절한 운동을 규칙적으로 하는 것이 우선이다. 또한 길이 잘 보이지 않는 밤이나 겨울철 눈이 내리는 날에는 바깥출입을 피하는 것이 허리 통증 예방의 지름길이다.

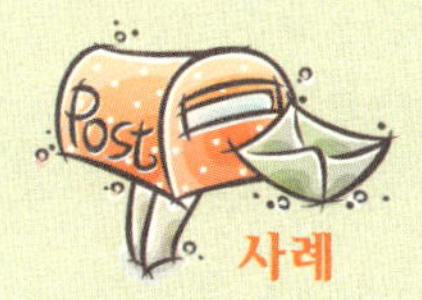

내가 꼬부랑 할머니가 된다고?
요추후만변형

　자식들을 서울에 있는 대학에 보낸 후 홀로 고향에 남은 62세 여성 J씨. J씨는 집 근처 텃밭을 일구는 것이 유일한 낙이다. 자식들은 모두 결혼해서 도시 생활을 하고 있지만 그녀는 오랜 시간을 지낸 고향을 등지고 싶지 않아 농촌에서 살고 있다.

　굳이 장을 보러 가지 않아도 될 만큼 J씨의 텃밭에는 감자와 고구마, 파, 상추, 파프리카, 고추 등 생활에 필요한 농산물들이 무럭무럭 자라고 있다. 이따금 방문하는 손주들과 함께 텃밭을 일구며 잘 자란 채소들을 수확하는 것은 J씨의 커다란 즐거움 중 하나다. 아이들을 위해 일부러 비닐하우스를 만들고 수박이며 딸기도 재배하고 있다.

　J씨는 봄부터 가을까지는 정신없이 바쁘다. 여름철 비만 내리면 무럭무럭 자라나는 상추는 하룻밤만 그냥 두어도 푸른잎이 금세 자라고, 파에는 꽃이 핀다. 매일 5~6시간씩 밭에 웅그리고 앉아 손질을 해줘야만 하는 밭일은 고되지만 그녀는 아이들이 좋아할 거라는 생각에 매년 같은 일을 반복하고 있다. 그런데 작년 가을, 주말에 내려와서 고추 수확을 같이 하기로 했던 아들내외가 급한 일로 인해 못 오게 되면서 J씨는 모든 일을 혼자 감당해야만 했다.

　세 자리의 고추를 수확한 이후 J씨는 허리를 펼 수도 없을 만큼 심한 허리 통증에 시달리게 되었다. 아프다는 말을 버릇처럼 해왔기에 아들은 J씨의 말을 대수롭지 않게 여겼다. 그러다 겨울에 고향을 찾은 아들은 눈에 띄게 굽어져 있는 J씨의 허리를 보고 깜짝 놀랐다. 설거지를 할 때도 팔꿈치를 싱크대에 대야 했고, 걸음을 걸을 때도 거의 45도에 가깝게 허리를 구부린 채 집안을 오갔다. 그제야 J씨와 함께 병원을 찾은 그녀의 아들은 어머니가 요추후만변형을 겪고 있다는 사실을 알게 되었다.

J씨의 가장 큰 문제는 대부분의 생활을 앉아서 한다는 점이었다. 밭일은 물론 다리미질을 하거나 청소를 할 때도 앉아서 했고, 간단한 빨래는 바닥에 쭈그리고 앉아서 손으로 빨았다. 집안일 외에는 아무런 운동을 하지 않았기 때문에 지나치게 많이 사용한 관절이 퇴화되기에 이르렀고, 주위의 근육은 관절을 지켜주지 못하고 점점 주저앉기 시작한 것이었다. 남은 방법은 수술밖에 없었다.

요추부유합교정수술을 받은 J씨는 수술 후 다시 허리를 펴고 다닐 수 있게 되었다. 또한 건강을 위해 노동을 최소한으로 줄이고 의자 생활을 하는 등 생활습관도 바뀌었다. 현재 병원을 오가며 재활운동치료를 병행하고 있다. 최근에는 해외여행을 다녀올 만큼 좋아졌다.

요추후만변형은 쭈그리고 앉아서 일을 많이 하는 한국과 일본, 중국 등 아시아에서 주로 발생하는 여성질환 중 하나로 꼬부랑 할머니처럼 등이 앞으로 휘어진 증상을 보인다. 과거에는 단순히 노인성 질환으로 치부했으나 최근에는 점차 발생 연령대가 낮아지고 퇴행에 의한 질환이 아니라는 것이 밝혀지면서 점점 치료방법이 개발되고 있다.

일반적인 요추후만변형은 노인성 후만증과는 달리 30~40대부터 발병이 되며, 압박골절과 같은 국소적인 문제가 아니라 척추 전반에 걸친 문제다.

가벼운 요추후만변형은 수술을 받지 않고도 치료가 가능하다. 바닥보다는 올바른 자세로 의자에 앉아서 생활하는 것을 습관화해야 하며, 근육과 인대, 허리 디스크에 충격이 가지 않도록 항상 신경 쓰는 것이 중요하다. 규칙적인 운동과 체중 유지는 필수. 심폐기능을 향상시켜서 허리가 앞으로 굽어지지 않도록 하는 것도 보탬이 된다.

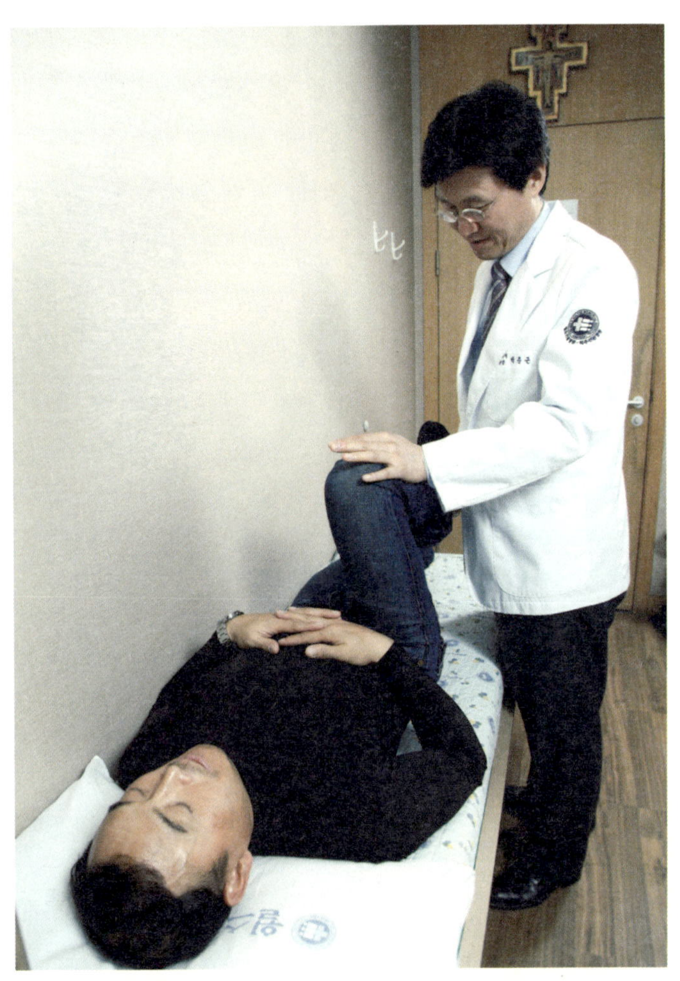

part3

어린이와 청소년을 위한
척추 건강법

영어·수학보다
조기교육이 더 중요한 척추 건강

박 원장 : 이 선수 아이들이 지금 몇 살인가요?

이 선수 : 이제 초등학교 3학년, 2학년이에요.

박 원장 : 아이들과 함께 TV프로그램에 나왔을 때 깜짝 놀랐어요. 아이들이 참 잘생겼더라고요.

이 선수 : 그때 모델 에이전시에서 전화가 많이 왔어요. 연예인 시켜보지 않겠냐고요. 아내는 아이들이 저랑 많이 닮았다고 하고, 아들도 아빠 닮은 것 같다고 하는데……. 아빠인 제가 볼 때는 저랑 안 닮아서 다행이다 싶어요, 하하하.

박 원장 : 요즘은 초등학교 아이들도 영어나 수학 학원을 많이들 다닌다고 하던데, 이 선수 아이들은 어때요?

이 선수 : 아이들이 뛰어노는 것도 좋아하지만 어렸을 때부터 책을 좋아했어요. 저희 집에 방이 4개 있는데, 그중에서 방 3개하고 거실이 전부 책장으로 도배가 되어 있어요. 그러다 보니 공부도 책처럼 생각하고 재미있어 하더라고요.

박 원장 : 공부를 시키기 전에 책을 읽게 하라고 하다니, 이 선수 집이 모범

집안이네요.

이 선수 : 다 아내 덕분이죠. 그래서 굳이 학원에 보내거나 공부를 시키지는 않아요. 아내나 저나 초등학교 때까지는 공부보다는 예체능을 배우는 게 더 중요하다고 생각하거든요. 큰아이는 축구나 태권도 등을 배워보게 했는데 별로 안 좋아하더라고요. 작은아이는 발레를 좋아해서 요즘은 발레를 시키고 있어요.

박 원장 : 자세 교정하는 데는 발레가 참 좋아요. 어릴 때 배우면 자세가 잘 잡혀서 나중에도 도움이 되고요.

이 선수 : 댄스 프로그램에 나가서 춤을 배우다 보니, 집에 와서도 계속 연습을 하게 되더라고요. 그런 제 모습을 보고 작은아이가 자기도 춤을 추고 싶다고 해서 배우게 했는데, 잘했다는 생각이 들어요.

박 원장 : 발레를 배우고 난 뒤 자세가 좀 달라졌나요?

이 선수 : 그렇게 큰 차이는 못 느끼겠어요. 뛰어놀 때 보면 똑같으니까요, 하하하. 그래도 예전에 비해서 좀 차분해지긴 했어요.

박 원장 : 척추 라인을 바로잡는 데 발레가 참 좋거든요. 발레를 오래 하면 몸 라인이 정비되고 걸음걸이도 멋있어지죠.

이 선수 : 아, 책상에 앉는 자세가 예전보다 좋아지긴 했어요. 오래 앉아있지 못해서 여기저기 자리를 옮기곤 하더니 요즘에는 가만히 한자리에 앉아서 책을 읽어요.

박 원장 : 좋은 자세가 익숙해지면 나중에는 노력을 하지 않아도 스스로 자세를 똑바로 잡게 된답니다. 사실 영어나 수학 학원보다 올바른 자세 익히기가 훨씬 중요한데, 많은 부모님들이 이 사실을 간과하고 계신 것 같아서

안타까워요. 자세가 제대로 잡히지 않으면 집중력도 떨어지고, 집중력이 떨어지면 아무리 공부를 열심히 해도 성취도가 떨어지거든요. 실제로 한 병원이 아이들의 학습자세를 조사한 결과 63퍼센트의 어린이들이 책상 의자가 아닌 곳에서 턱을 괴거나 구부정한 자세로 책을 읽는다고 하더군요.

이 선수 : 자세를 지적하면 책을 읽다가 그만두는 경우가 있더라고요. 책을 읽을 때는 방해하지 말라고 해서 그동안은 별 얘기 안 했어요.

박 원장 : 맞아요. 책을 읽거나 공부를 하는 중간에 자세를 지적하는 건 바람직하지 않아요. 책상에 앉기 전에 미리 자세를 바로잡아 줘야죠. 우선 제대로 된 책상과 의자가 필요해요. 등받이가 편안한 의자가 좋고, 다리를 직각으로 해서 발바닥이 땅에 닿아야 안정감이 있어요. 아이들이 어른 의자에 앉으면 발이 허공에 떠 있거나 발을 구부리고 앉는데, 이런 자세로는 오랜 시간 공부를 할 수가 없죠. 점점 자세가 틀어지니까요.

이 선수 : 오래 공부하기를 바라기 전에 먼저 좋은 환경을 갖춰줘야 한다는 거군요.

박 원장 : 아이들은 뼈가 계속 성장하고 있는 단계이기 때문에 더욱 신경을 써줘야 합니다. 엎드리거나 구부정한 자세는 지속적으로 압력을 받는 부위의 근육과 인대, 뼈 디스크, 척추에 무리가 가기 때문에 변형이 일어나게 되거든요.

이 선수 : 겨울에는 추우니까 바닥에 누워서 책을 읽거나 침대에 엎드려서 공부하는 경우도 많았는데, 이것도 앞으로는 자제시켜야겠네요.

박 원장 : 바닥에 엎드려서 오래 책을 읽으면 허리 만곡이 더욱 심해진답니다. 가장 피해야 할 자세예요. 뒷목과 어깨 근육이 머리 무게를 지탱하려고

힘을 쓰면 통증이 생겨나게 되거든요. 실제로 어깨와 목, 허리 통증으로 우리 병원을 찾는 어린이들도 꽤 있어요. 최근에는 스마트폰을 쓰는 어린이들도 많은데, 올바른 자세로 사용할 수 있도록 지도해줘야 해요.

이 선수 : 그런데 아이들이 말을 잘 안 들으니 그것도 문제예요. 잔소리하면 처음에만 자세를 똑바로 취하고, 시간이 지나면 예전 자세로 돌아가거든요.

박 원장 : 그래서 자세도 조기교육이 필요하다고 하는 거예요. 이 선수처럼 발레를 시켜서 올바른 자세를 습관화시키는 것도 좋아요. 물론 아이에게 적합한 책상과 의자를 준비해주는 게 먼저죠. 그렇지 않으면 부모님이 계실 때는 올바른 자세로 있다가 나가는 순간 편한 자세로 돌변하게 되거든요. 자기 스스로 알아서 학습하게 만드는 자기주도학습법, 척추에도 필요해요.

이 선수 : 원장님 말씀을 듣고 보니 기본적인 문제는 부모에게 있다는 생각이 드네요. 환경은 만들어주지 않고 잔소리만 해서는 아이가 달라지지 않을 테니까요.

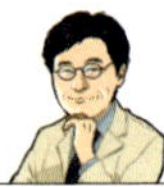

아이의 척추 건강을 위해 적절한 운동을 시켜주세요

모든 부모의 가장 큰 소망은 아이가 건강하게 자라주는 것입니다. 그렇지만 요즘 부모님들은 이 중요한 소망을 가끔 잊으시는 것 같아요. 아침 일찍 학교에 갔다가 오후 내내 무거운 가방을 짊어지고 이리저리 학원을 옮겨다니는 아이들을 보고 있으면 제 마음이 답답해질 때가 있습니다. 운동도 학교 성적을 위해서 배우는 과목 중 하나일 뿐, 즐겁게 뛰어노는 아이들은 거의 본 적이 없는 것 같아요. 물론 무조건 놀게 하라는 말은 아닙니다. 하지만 최소한 척추가 휴식을 취할 만큼의 여유는 주시는 게 바람직합니다. 하루 종일 의자에 앉아 있으면 척추는 정말 많이 피곤하거든요. 오래 앉아 있는 척추의 휴식은 눕는 것이 아니라 서서 걷고, 뛰어노는 겁니다. 척추가 휴식을 취하지 못하면 그만큼 몸에 피로가 누적되고, 피곤하면 공부에도 능률이 오를 리 없죠. 척추 건강을 위해서는 운동이 필수라는 말, 잊지 않으셨죠? 어른은 물론 아이들에게도 해당되는 이야기랍니다.

청소년기의 흡연은
척추 건강에 독입니다

박 원장 : 그렇죠. 아이의 자세 교정은 초등학생이 아니라 그 이전에 시작해야 돼요. 하루아침에 갑자기 좋은 자세를 취하는 건 불가능하니까요.

이 선수 : 하지만 유아기 때는 제자리에 가만히 앉아 있는 것 자체가 힘들던데요?

박 원장 : 이제 막 걷기 시작하는 아이들의 자세를 교정하는 건 불가능하죠, 하하하. 그 시기는 열심히 기고 걸으면서 세상을 인지할 단계지 척추를 걱정할 단계는 아니니까요. 유아의 뼈와 관절은 상당히 연약하니까 다치지 않게 조심시키는 정도면 되죠. 그러다 혼자 앉아서 책을 읽을 나이가 되면 본격적으로 자세를 잡아주는 게 좋아요. '세 살 버릇이 여든 간다' 고 하잖아요. 첫 단추를 잘 끼우는 게 아무래도 여러모로 중요하죠.

이 선수 : 그러면 그 시기는 언제부터일까요?

박 원장 : 두 살이 지나면 엉덩이 관절이 발달되기 때문에 이 시기부터는 스트레칭도 가능해요. 단, 그 이전의 나이에는 마사지 정도만 해주는 게 좋아요.

이 선수 : 가만 생각해보면 어릴 때는 하나하나 조심스럽게 챙겨주다가 아

이가 커가면서 점점 무뎌지는 것 같아요. 이유식을 먹이는 시기엔 혹시라도 몸에 나쁜 게 들어갈까 봐 제일 좋은 재료를 골라서 정성껏 만들어주다가 시간이 지나면 라면도 대수롭지 않게 끓여주고 각종 조미료가 들어간 인스턴트 음식도 막 먹이잖아요.

박 원장 : 엄마도 살아야죠. 하하하. 사실 모든 끼니를 집에서 먹으면 가장 좋고, 꼬박꼬박 규칙적으로 운동을 하는 것이 바람직하고, 자세도 늘 올바르게 유지하는 게 완벽하지만 이렇게 산다면 아마 주부들이 너무도 고달플 거예요. 그리고 또래끼리 어울려서 불량식품을 먹는 것도 학창시절의 또 다른 재미라고 볼 수도 있죠. 무조건 배척하는 것은 융통성 없는 행동이라고 생각해요.

이 선수 : 하긴, 그런 것들을 전부 통제하는 건 불가능한 일이겠죠. 그렇다면 아이들끼리 어울려서 술을 마시거나 담배를 피우는 것도 한두 번은 용인해줘야 하는 걸까요?

박 원장 : 음주나 흡연은 불량식품과는 다른 문제예요. 청소년뿐 아니라 어른들도 웬만하면 말리고 싶어요. 특히 흡연은 척추에 입히는 피해가 엄청납니다. 한창 성장할 시기의 청소년이 흡연에 노출되는 순간부터 척추가 급속도로 퇴화되기 시작해요.

이 선수 : 흡연이 척추에 그렇게까지 안 좋은 영향을 미치나요?

박 원장 : 물론이에요. 캐나다 오타와병원에서 연구한 바에 의하면 흡연자의 만성요통 발병률이 비흡연자보다 두 배나 높게 나타났어요. 흡연을 하면 척추로 가는 혈액공급량이 감소하고 골다공증 위험도 증가하게 됩니다. 흡연에 의한 허리 통증은 성인보다는 청소년이 더 심해요.

이 선수 : 성인 흡연율은 줄어드는 반면 청소년 흡연율은 늘어나고 있다더라고요. 저 역시 교복 입은 학생들이 모여서 흡연하는 모습을 종종 보게 돼요.

박 원장 : 답답한 일이죠. 성장기에 있는 청소년은 세포와 장기, 조직이 완전하게 생성되기 전의 상태이기 때문에 성인보다 훨씬 위험해요. 각 기관에 산소 공급이 줄어들면 세포 성장에도 악영향을 미칠 수 있죠. 또 니코틴은 성장판 혈관을 수축시켜 뼈가 자라는 것을 방해하고, 뇌세포를 파괴해 학습능력을 저하시킵니다. 그러니 담배를 피우는 청소년은 키가 크지도 않고, 성적도 떨어지게 되죠.

이 선수 : 멋있다는 이유로 담배를 배우는 아이들이 많을 거예요. 그런데 실상은 완전 반대군요. 담배를 배우는 순간부터 퇴화가 시작되는 거니까요.

박 원장 : 안타까운 것은 직접 흡연은 물론 흡연을 하는 부모를 둔 학생에게서도 동일한 증상이 나타났다는 점입니다. 가능하면 부모님도 아이들 생각을 해서 금연을 하는 게 바람직합니다.

이 선수 : 금연 때문에 스트레스를 받느니 그냥 담배를 피우면서 행복하게 살겠다고 하는 사람도 많던데요? 사실 병원을 찾으면 늘 듣는 말이 이거거든요. 스트레스를 피하라고.

박 원장 : 그렇다면 이 선수는 불난 집에 폭탄을 들고 갈래요, 가스통을 들고 갈래요?

이 선수 : 아휴, 무시무시한 비유네요. 하하하하.

박 원장 : 스트레스를 피하기 위해 흡연을 하는 건 폭탄 대신 가스통을 들고 가는 것과 마찬가지예요. 어떤 것이 낫다고 할 일이 아니라는 거죠. 특

히 척추수술을 받은 후에도 담배를 끊지 못하는 사람들이 있는데, 이건 폐암에 걸린 사람이 담배를 피우면서 암을 치료하기 바라는 것과 같아요. 흡연자의 경우 금속 고정물로 척추를 고정시키는 척추유합술의 실패율이 5배나 높아지고, 폐합병증 확률은 4~6배가량 늘어나죠. 아무리 애연가라 하더라도 수술 전후 6개월 동안은 금연을 해야 합니다.

이 선수 : 식후 커피와 함께하는 담배 한 모금의 유혹을 뿌리치지 못하는 사람도 많아요. 담배를 피워야 소화가 되는 느낌이라고 하더라고요. 하하 하하.

박 원장 : 혹시 친한 친구라면 반드시 말려주세요. 식사 후 담배와 커피의 조합은 정말 최악이에요. 척추에서 칼슘이 빠져나가게 하고 디스크와 인대를 약하게 만들거든요. 담배를 즐기는 사람은 젊은 나이에 허리가 망가질 확률이 아주 높아요.

이 선수 : 저런. 안 그래도 요즘 허리가 아프다고 하던데 그게 담배 때문일 수도 있겠네요. 오늘이라도 당장 말리러 가야겠어요.

흡연, 신체를 갉아먹는 뿌연 연기

담배는 호흡기뿐 아니라 허리에도 악영향을 미친다. 캐나다 오타와병원 외과연구팀이 20~59세 7만 3,507명을 대상으로 조사한 결과 '흡연자 중 23.4퍼센트가 만성요통을 앓고 있다'고 나타났다. 또한 미국 미니애폴리스 헤네핀카운티병원 정형외과 제프리 딕 박사의 조사에 의하면 수술 후 금연자의 수술 성공률은 86퍼센트인데 비해 흡연자는 58퍼센트에 그쳤다. 즉, 흡연자가 수술에 성공할 확률이 비흡연자에 비해 28퍼센트나 낮다는 것이다.

그렇다면 담배는 왜 척추에 이렇게 부정적인 영향을 미치는 것일까? 담배를 피우면 척추에 공급되는 산소의 양이 적어지고, 영양 전달 또한 떨어져 뼈가 약해진다. 또한 허리 주변부 근력이 약화되며 흡연으로 인한 기침이 복부와 디스크의 압력을 갑자기 증가시켜 퇴행을 촉진하는 원인으로 작용한다. 퇴행이 시작되면 추간판 내의 압력이 높아지고 이로 인해 추간판 탈출의 위험 역시 늘어난다. 특히 청소년기의 흡연은 디스크 형성에 지장을 주어 척추의 형성을 방해하므로 성장기 청소년의 흡연은 성인보다 훨씬 더 큰 영향을 미친다.

큰 키를 바라는 청소년들이 많다. 담배에 대한 호기심을 버리는 것이 큰 키로 가는 첫걸음임을 명심하자!

아이 척추 성장은
부모의 책임

이 선수 : O자형 다리의 경우는 유전적인 영향도 많다고 들었는데, 엄마가 O자형일 경우 아이도 O자형 다리가 될 가능성이 높은가요?

박 원장 : 거의 연관관계가 없다고 봅니다. 유전자와의 연관보다는 생활습관 때문이라고 보는 편이 맞아요.

이 선수 : 그럼 어릴 때 생활습관만 잘 잡아주면 늘씬한 다리를 만들 수 있다는 말씀이네요.

박 원장 : 그렇죠. 특히 영유아기에는 엄마의 영향을 많이 크게 받기 때문에 엄마들이 신경을 많이 써줘야 해요. 기저귀를 채울 때도 양쪽 균형이 맞는지 확인해보세요. 한쪽으로 쏠리면 아이가 불편을 느끼게 되고, 불편을 느끼면 그 방향으로 계속 신경이 쓰이기 때문에 균형 잡힌 발달이 어려울 수 있거든요. 그리고 너무 일찍 보행기를 태우지 않는 게 좋아요. 엄마들이 편하기 위해서 아직 걸을 준비가 되지 않은 아이를 보행기에 태우고 집안일을 하는 경우가 많은데, 아이의 다리를 생각한다면 이런 행동을 하면 안 돼요. 성장판이 비정상적으로 자극을 받아서 한쪽만 길어질 수 있거든요.

반대로 혼자 걸어 다닐 수 있는 아이를 업고 다니는 것 역시 O자형 다리를 만드는 원인 중 하나입니다.

이 선수 : 그래서 아이를 키우는 엄마들은 해야 할 공부가 참 많은 것 같아요. 저는 아이가 어렸을 때 같이 키우지 못해서 이런 데 대한 지식이 하나도 없거든요.

박 원장 : 엄마나 아빠는 타고나는 게 아니라 만들어지는 거예요. 하나씩 알아나가면서 키우는 거죠. 처음부터 잘하는 사람이 어디 있겠어요? 요즘 엄마들은 이런저런 지식이 너무 많은 게 오히려 문제긴 해요. 걱정이 많고 제재가 늘어나면서 아이들의 행동반경도 좁아지고 활동량도 줄어들게 되죠. 엄마들은 안전이 제일 중요하다고 생각하니까요.

이 선수 : 요즘 아이들은 운동도 체육관에서만 한다고 하더라고요. 밖에는 워낙 위험한 요소들도 많고 나쁜 사람도 많아서 맘 놓고 내보낼 수가 없어서 그렇다는군요.

박 원장 : 그렇긴 해요. 막상 놀이터에 가서 보면 같이 놀아주는 엄마들은 별로 없더라고요. 지나치게 간섭을 하면서 놀이에 제재를 하는 건 안 좋지만 아이에게 여러 가지 응용할 기회를 주는 건 꼭 필요한 일인데 말에요. 초등학교에 들어가기 전까지의 아이들은 부모를 그대로 따라 배우죠.

이 선수 : 우리 작은아이도 유치원에서 엄마와 아빠가 하는 말을 그대로 한다더군요. 우스갯소리로 아이들이 소꿉장난 하는 모습을 보면 그 집 부모의 사이가 어떤지 알 수 있다고 하잖아요.

박 원장 : 말투뿐 아니라 행동도 그대로죠. 걸음걸이를 따라하는 경우도 있어요.

이 선수 : 할머니와 같이 사는 아이가 뒷짐을 지고 걷는 걸 본 적도 있어요. 하하하.

박 원장 : 어른들이 귀엽다고 박수를 치면 아이는 그게 칭찬인 줄 알고 계속 그 동작을 반복하게 됩니다. 그러면 그런 걸음걸이가 몸에 배게 되죠. 팔자걸음을 걷는 아이라니, 생각만 해도 이상하죠?

이 선수 : 하긴 아이들은 칭찬에 약하죠. 설마 계속 그렇게 걸을 거라고는 생각 안 하고 웃기만 했네요.

박 원장 : 엄마들은 특히 자신의 걸음걸이를 한번 되돌아볼 필요가 있어요. 일반적으로 양쪽 발의 각도가 15도나 그 이상 벌어지면 팔자걸음이라고 합니다. 무릎 관절이 바깥으로 벌어지는 유전적 이상이나 외부 충격으로 고관절에 무리가 생기면서 발생하는 팔자걸음은 전체의 30퍼센트 정도고, 나머지는 잘못된 생활습관으로 인해 체형이 틀어지면서 생겨납니다. 출산을 겪은 여성들은 골반이 벌어진 상태이기 때문에 무의식중에 팔자걸음을 걷는 경우가 많아요. 팔자걸음은 고관절이 안정되어 걷기가 좀 편하거든요. 엄마는 이렇게 걸으면서 아이에게 예쁘게 걸으라고 하면 좀 어불성설이겠죠?

이 선수 : 갑자기 '엄마 게 아기 게' 이야기가 생각나는데요? 옆으로 걷지 말라고 하면서 계속 옆으로 걷는 엄마 말이에요.

박 원장 : 바닷게가 되고 싶지 않으면 자신의 걸음걸이부터 고쳐야겠죠. 컴퓨터를 오래 사용해서 몸이 앞으로 쏠리거나 목과 허리가 굽어져서 팔자걸음이 되는 경우도 있고, 책상다리를 습관적으로 할 경우에도 팔자걸음을 걷게 된답니다. 정확한 진단은 병원을 찾아서 허리나 무릎, 고관절 검사를

받아봐야 알 수 있죠. 근본적인 원인을 알고 여기에 맞춰서 치료를 진행해야 완전히 바로잡을 수 있습니다.

이 선수 : 의식적으로 걸음걸이를 고치려고 노력하면 좀 달라지지 않을까요? 저 같은 경우도 평발이라 그런지 의식하지 않고 걸으면 조금은 휘어지는 것 같거든요.

박 원장 : 억지로 발을 조이면서 걸으면 오히려 척추가 뒤틀릴 수 있어요. 그래서 일단 검사를 받아야 하는 거예요. 원인이 발에만 있다면 오히려 고치기가 쉽죠. 하지만 골반이나 척추가 틀어져서 팔자걸음을 걷게 된 것이라면 걸음걸이만 조심한다고 해서 달라지지 않아요.

이 선수 : 선천적으로 타고나는 유전은 아니지만 후천적인 유전이라고도 볼 수 있겠네요. 그런데 자신의 걸음걸이를 자기가 파악하기가 쉽지 않을 것 같아요.

박 원장 : 신발을 보면 자신의 걸음이 제대로인지 잘못되었는지 알 수 있어요. 팔자걸음을 걷는 사람들의 신발은 주로 양옆이 닳아 있어요. 뒤꿈치로 딛는 시간보다 발 전체로 딛는 시간이 길기 때문입니다. 또, 엑스레이를 찍어보면 팔자걸음을 걷는 사람들의 요추는 일자에 가까워요.

이 선수 : 일자로 펴진 척추라면……. 디스크 질환을 겪는 환자들에게서도 흔히 볼 수 있는 증상이네요?

박 원장 : 최악의 경우 디스크질환이 발병할 수도 있어요. 팔자걸음이 단순히 걸음걸이의 문제가 아닌 거죠. 보

기에도 안 좋지만 척추와 관절이 잘못되어서 생겨나는 결과니까 원인을 파악하고 최악의 상황에 이르지 않게 조심하는 게 최선이에요. 바깥으로 향한 고관절의 문제라면 골반 근육을 강화하는 스트레칭도 도움이 됩니다. 무엇보다 자신의 생활습관을 바꾸는 게 기본이에요. 의자에 앉을 때 엉덩이를 의자 끝에 바싹 당겨 앉고 등을 기대어 허리를 꼿꼿하게 세우는 게 좋습니다.

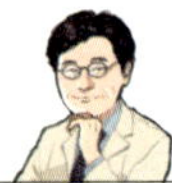

박 원장의 Healthy Life

나의 걸음은 어떨까?

신고 있는 구두를 벗어서 뒤축을 살펴보세요. 뒤축의 한쪽만 닳았다면 팔자걸음을 걷고 있다는 증거랍니다. 또 하나. 무리한 일을 하지 않았음에도 불구하고 허리가 종종 아프다면 척추관이 좁아져서일 수도 있어요. 팔자걸음을 걷다보면 척추관이 좁아지고 후관절에 염증이 생기거든요. 심할 경우에는 목디스크로도 이어진다는 사실은 모르셨죠?

자, 이제는 똑바로 걸어볼까요? 머리는 몸통의 바로 위, 귀에서 밑으로 직선을 그었을 때 어깨 중앙에 닿는 것이 좋고, 시선은 전방 10~15미터 앞을 바라보며 턱과 눈은 약간 아래를 바라봅니다. 살살 걸음을 떼어볼까요? 좌우 무릎을 나란히 붙이고 허벅지가 떨어지지 않도록 힘을 줍니다. 양 무릎이 서로 살짝 스치듯 11자 모양으로 걷는 것이 가장 좋습니다.

성인의 경우 걸음걸이의 형태가 이미 고정되어 고치기 어려운 경우가 많습니다. 이런 경우 11자 모양에 너무 신경 쓰지 말고 허리를 바르게 펴고 걷는 것에 집중하세요.

바른 걸음걸이는 척추건강의 시작입니다.

자세 교정으로 숨어 있는 키를 찾아내자

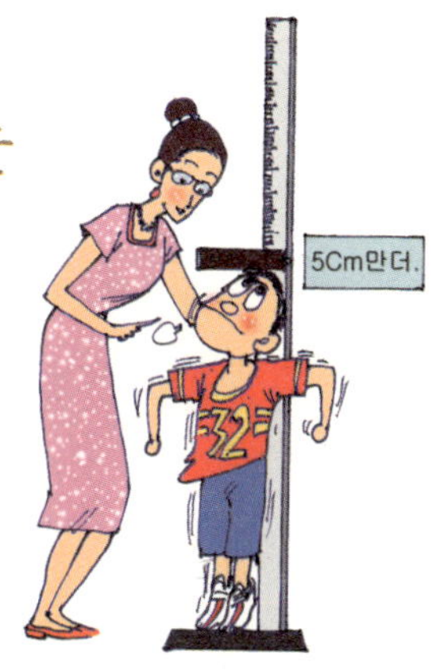

이 선수 : 식생활이 달라져서 그런지 요즘 아이들은 정말 키가 큰 것 같아요. 예전에는 175센티미터만 넘어도 정말 크다고 생각했는데, 요즘은 180센티미터가 넘는 아이들도 많더라고요.

박 원장 : 식생활도 변했고, 생활습관도 많이 변했으니까요. 저도 얼마 전 신문에서 세계의 평균 키를 보고 깜짝 놀랐어요. 우리와 같은 신체조건을 갖고 있는 북한 16세 남자의 평균 키가 168센티미터밖에 되지 않더라고요. 반면 남한 17세 남자의 평균 키는 173센티미터고요.

이 선수 : 영양 상태가 이렇게 많은 차이를 가지고 오는군요.

박 원장 : 성장은 유전과 환경 요인의 상호작용에 의해서 이뤄집니다. 키를 결정짓는 환경요인 중 가장 큰 비중을 차지하는 것은 역시 영양이죠. 조선시대 남성의 키는 161~166센티미터였다고 합니다. 이후로 계속 커지다가 일본 침략기와 전쟁 때는 오히려 줄어들었어요. 영양을 골고루 섭취하지 못하니 키가 자라지 못한 거죠. 이와 더불어 수면이나 생활습관 등 외부 요인도 전부 포함이 됩니다.

이 선수 : 아내는 키가 크려면 잠을 일찍 자야 한다며 9시만 되면 아이들을

잠자리에 들게 해요. 아이들은 아빠와 더 놀고 싶다고 투덜대지만 절대 봐주지 않아요. 정말 잠을 많이 자면 키가 더 커지나요?

박 원장 : 정확하게 말하자면 잠을 많이 자는 게 중요한 게 아니라 일정 시간에 편안한 상태로 자는 게 중요합니다. 성장호르몬은 주로 야간에 분비되는데, 이 시간에 깨어 있으면 성장호르몬이 제대로 분비되지 않으니까 키가 충분히 자라지 않죠. 부인 말씀이 맞아요.

이 선수 : 학기 중에는 아이들이 피곤하니까 일찍 잠자리에 드는데, 방학 중에는 아무래도 활동량이 떨어져서인지 잠이 안 온다고 버티기도 하더라고요. 두 녀석을 방에 들여보내고 나서도 한참 동안은 방에서 투닥거리는 소리가 들려요.

박 원장 : 아이들은 다 그렇죠. 만약 10시에 잠을 재우려면 9시부터 준비를 해줘야 해요. 동화책을 읽어주거나 안정감을 느낄 정도의 불을 밝혀두는 것도 도움이 되죠. 잠이 오지 않는다고 일어나서 장난감을 갖고 놀면 더 잠들기 힘드니까 장난감은 미리 치워두는 게 좋아요.

이 선수 : 자기 전에 운동을 하는 건 어떤가요?

박 원장 : 지나치게 심한 운동은 피하는 게 좋아요. 가벼운 스트레칭 정도가 알맞죠. 적당한 운동은 성장호르몬 분비에도 도움이 됩니다. 특히 줄넘기나 트램펄린 등의 운동은 성장판이 있는 아킬레스건을 자극해서 호르몬 분비를 더욱 촉진시키죠.

이 선수 : 아…… 그래서 밤에 나와 줄넘기를 하는 아이들이 많은 거군요.

박 원장 : 줄넘기나 농구, 배구 같은 운동은 키가 크는 데 많은 도움이 됩니다만 무리하면 좋지 않아요. 줄넘기의 경우, 시멘트 바닥보다는 충격 흡수

가 잘 되는 곳에서 하루 200회 정도가 바람직해요. 또한 모든 운동이 아이들 성장에 좋은 것은 아니에요. 이 선수의 주종목인 마라톤이나 씨름 같은 운동은 오히려 성장에 도움이 안 되죠. 체력 소모가 지나치게 많으니까요.

이 선수 : 제가 그래서 키가 작은 편인가 봐요, 하하하.

박 원장 : 아무래도 그런 영향이 있겠죠. 그런데 이 선수는 고등학교에 들어간 뒤 본격적으로 운동을 하지 않았나요? 이 시기는 성장판이 닫혀서 키가 자라지 않을 시기라 별로 상관은 없을 것 같은데요?

이 선수 : 그걸 또 그렇게 콕 집어서 말씀해주시니 민망하네요, 하하하.

박 원장 : 죄송합니다. 하하하. 갑자기 생각이 났어요. 이 선수도 아이들의 키에 대해서 관심이 많으신 것 같아요.

이 선수 : 그럼요. 모든 부모가 그럴 거예요. 키도 컸으면 좋겠고, 성적도 좋으면 좋겠고, 게다가 공부까지 잘한다면 더 이상 바랄 게 없죠.

박 원장 : 한마디로 '엄친아'를 원하시는군요. 그렇다면 이 선수는 엄친아가 되기 위해 가장 먼저 갖추어야 할 요건이 뭐라고 생각하세요?

이 선수 : 일단 잘생겨야죠. 그 부분은 이미 성공한 것 같아요, 하하하.

박 원장 : 그런가요? 하하하. 호감 가는 얼굴이 제일 먼저긴 하죠. 그런데 저는 얼굴보다는 척추가 잘생긴 아이에게 더 호감이 가더라고요.

이 선수 : 직업병이신 것 같네요, 하하하. 엑스레이를 찍지 않고 척추를 볼 수는 없잖아요.

박 원장 : 아니죠. 걸음걸이를 봐도 알 수 있고, 몸의 균형을 봐도 알 수 있어요. 키가 큰 사람보다는 비율이 좋은 사람이 옷을 입어도 멋지고, 양쪽 어깨가 균형을 이룬 사람이 안정감을 주잖아요. 사실 척추가 잘생긴 아이

들이 공부도 잘하고, 몸도 좋아요.

이 선수 : 얼굴에다 공부, 척추까지 신경을 써야 엄친아가 된다니, 너무 힘들 것 같은데요?

박 원장 : 척추 관리만 신경 쓰면 나머지는 자연스럽게 해결이 됩니다.

이 선수 : 정말요?

박 원장 : 네. 바른 자세가 집중력을 향상시키니까 자연스럽게 성적이 오르고, 몸이 균형을 이루면 얼굴 표정도 달라져요. 물론 키도 더 커지죠. 믿기 힘드시죠? 그렇지만 진짜예요. 키가 크고 싶으면 일단 척추 상태를 한번 점검해보세요. 척추가 휘어 있는 상태라면 키가 제대로 크지 않을 수도 있거든요. 바른 척추를 유지하는 것만으로도 5센티미터 이상의 키를 확보할 수 있어요.

이 선수 : 허리를 쭉 펴고 키를 재면 더 크게 나오는 것과 비슷한 거죠? 그런데 원장님, 궁금한 게 있어요. 성장은 언제까지 할 수 있나요? 우리 아이들을 보면 부쩍 크다가 몸무게나 키에 변화가 나타나지 않는 시기가 있더라고요.

박 원장 : 일반적으로 아이들은 만 2세부터 매년 5~7센티미터씩 성장을 거듭해요. 만 5세 정도가 되면 키가 1미터를 넘죠. 잘 자라던 아이가 갑자기 성장을 멈췄다고 걱정하는 부모님도 있는데, 사실 눈에 띄지 않을 뿐 아이들은 조금씩 계속 자라고 있습니다. 아, 그렇지만 잔병치레가 많은 아이들은 키가 많이 자라지 않아요. 성장에 사용돼야 할 힘이 바이러스와 싸우는 데 소모되기 때문이죠. 물론 그 시기가 지나면 다시 키가 자랍니다.

이 선수 : 아내는 아이 키가 자라는 속도가 더뎌진 것 같다고 걱정하더라고

요. 요즘 애들은 빨리 성장하고 그만큼 빨리 멈춘다던데, 그 말이 맞나요?

박 원장 : 우리 몸에서 성장에 관여하는 핵심 기관은 성장판이에요. 성장판은 손가락, 발가락, 손목, 팔꿈치, 어깨, 발목, 무릎, 척추 등에 분포돼 있는데 사춘기 때 폭발적으로 성장을 하다가 갑자기 닫혀버립니다. 성장판이 닫히고 나면 성장은 멈추게 되죠. 그 이유는 성호르몬 때문이라고 알려져 있어요. 우리가 사춘기라고 부르는 시기와 거의 비슷한데, 그 시기가 조금씩 앞당겨지는 것은 사실입니다. 아마도 부인이 걱정하는 게 이런 부분일 거예요.

이 선수 : 변성기가 지나면 키가 아예 자라지 않나요? 슬슬 걱정이 되는걸요.

박 원장 : 그렇지는 않아요. 보통 남자는 만 12~13세, 여자는 만 11~12세 정도를 사춘기라고 하는데, 이후에도 남자는 만 19세, 여자는 만 16세까지 약 5~7센티미터 정도 더 성장합니다. 단, 예전만큼 눈에 띄지는 않죠. 요즘은 건강상태가 좋아진데다 환경호르몬의 영향으로 여자아이들의 첫 월경 연령이 많이 빨라졌어요. 문제는 월경을 하는 순간부터 성장속도가 많이 더뎌진다는 점이죠. 그래서 인위적으로 월경 시기를 늦추는 방법을 사용하기도 해요.

이 선수 : 아…… 그게 키크는 주사인가요?

박 원장 : 일반적으로 '키크는 주사'라고 알려져 있는데요, 정확한 명칭은 아닙니다. 이런 치료방법에는 사춘기지연주사와 성장호르몬주사. 두 가지가 있어요.

이 선수 : 제가 듣기에는 별 차이가 없어 보이는데요? 사춘기를 지연시켜주는 호르몬…… 그런 거 아닌가요?

박 원장 : 아니에요. 두 가지는 엄연히 구분되어 있어요. 일단 아이의 상태를 제대로 검사하는 것이 가장 중요합니다. 골연령, 즉 뼈의 나이가 실제 나이와 얼마나 차이가 있는지, 호르몬 수치는 어느 정도인지에 따라 성조숙증 여부를 알 수 있습니다. 성조숙증의 경우에는 사춘기 지연주사를 맞는 경우가 많아요. 그런데 골연령을 계산하는 방법이나 수치는 환자의 상태나 의사에 따라서 조금씩 달라질 수 있으니 이 점을 고려하셔야 해요.

이 선수 : 의사에 따라서 검사 결과가 달라질 수 있다는 말은 놀랍네요. 검사 결과는 수치로 나오지 않나요?

박 원장 : 결과만 놓고 본다면 그 말이 맞아요. 하지만 진단 당시 골연령이 많아도 수치가 기준을 넘지 못하는 경우도 있고, 급속도로 성장하는 시기도 있습니다. 따라서 치료를 결정하는 데 있어 수치도 중요하지만 임상 결과나 골연령 진행 속도도 무시 못할 부분이죠. 그렇기 때문에 의사의 판단이 중요하다는 거예요.

이 선수 : 단순히 수치만으로 결정할 문제가 아니군요. 그렇다면 성장호르몬주사는 무엇인가요?

박 원장 : 성장호르몬주사는 말 그대로 성장을 촉진하는 주사예요. 주요 대상은 2~15세 아이들이지만 사춘기가 시작되어 성장판이 닫힌 아이들은 주사를 맞아도 소용이 없습니다. 전체를 100퍼센트로 보았을 때 하위 3퍼센트 중 1년 내에 4~5센티미터의 성장이 일어나지 않는 아이, 엑스레이 검사 결과 뼈의 나이가 실제보다 두 살 이상 어릴 경우 성장호르몬이 필요하죠. 중요한 사실은 키가 작지만 성장호르몬이 정상적으로 분비되는 아이는 주사를 맞아도 효과가 없다는 점입니다. 미용 목적으로 이 주사를 고집하는

분도 있는데, 굳이 그럴 필요는 없다고 생각합니다.

이 선수 : 그렇다면 주사의 부작용은 없나요?

박 원장 : 큰 부작용은 없지만 가벼운 발열이나 두통, 구토 증상은 나타날 수 있어요. 체내에 들어간 성장호르몬은 필요한 만큼만 흡수되고 나머지는 다시 밖으로 빠져나갑니다. 이 때문에 성장호르몬이 충분히 분비되는 아이는 맞을 필요가 없는 거죠. 호르몬주사를 맞기 전에 뼈 검사와 엑스레이 검사 등을 통해서 성장판을 살펴봐야 해요. 성장판이 열려 있는 시기에는 연골세포가 빠르게 분화해서 개수가 늘어나고 크기가 커져서 뼈가 길어집니다. 하지만 성장판이 닫힌 상태라면 더 이상 세포가 증식되지 않아요. 아무리 노력해도 닫힌 성장판은 다시 열리지 않습니다.

이 선수 : 아, 그렇군요. 키가 크기 위해 평소 우리 아이들이 해야 할 일을 가르쳐주세요.

박 원장 : 성장이 느린 아이라면 단순히 생활습관을 바꾸어 잘 먹고, 잘 자고, 잘 뛰는 것만으로도 충분히 효과를 거둘 수 있습니다. 인스턴트 음식이나 커피, 사이다, 콜라 같은 카페인 음료를 줄이고 집에서 만든 반찬으로 맛있는 식사를 하는 거죠. 성장에 필요한 단백질과 탄수화물, 비타민, 철분 등 영양소를 골고루 섭취하면 저절로 키가 자라게 됩니다. 물론 허리를 쭉 펴고 올바른 자세를 유지하면 더욱 좋은 효과가 있겠죠. 물론 잠도 충분히 자는 게 좋고요.

척추 검사를 통해 숨어 있는 키 5센티미터를 찾아내자

일반적으로 아이들은 만 2세부터 매년 5~7센티미터씩 성장을 거듭해 성장판이 닫히는 시기까지 계속 자란다. 성장에 관여하는 대표적인 기관은 성장판이다. 성장판은 손가락, 발가락, 손목, 팔꿈치, 어깨, 발목, 무릎, 척추 등에 분포돼 있는데, 사춘기 때 폭발적으로 성장을 하다가 사춘기를 지나 성호르몬이 분비되기 시작하면 닫혀버리고 다시는 열리지 않는다. 일반적으로 남자아이는 만 12~13세, 여자아이는 만 11~12세 정도에 성장판이 닫히는 것으로 알려져 있다. 물론 성장판이 닫혔다고 해서 키가 전혀 자라지 않는 것은 아니다. 성장판이 닫힌 이후에도 남자는 만 19세, 여자는 만 16세까지 약 5~7센티미터 정도 더 성장한다.

키주사 혹은 키성장주사로 알려진 호르몬주사에는 사춘기지연주사와 성장호르몬주사가 있다. 사춘기 지연주사는 성조숙증 아이들에게 사용하는 주사로 사춘기가 급속하게 진행될 경우에 사용하며 2~3년 정도 꾸준하게 치료해야 효과가 나타나는 것으로 알려져 있다. 반면 성장호르몬주사는 성장에 직접 관여하는 호르몬으로 단백질 합성을 촉진하는 치료이다.

성장이 느린 아이라면 단순히 생활습관을 바꾸어 잘 먹고, 잘 자고, 잘 뛰는 것만으로도 충분히 효과를 거둘 수 있다. 또한 척추 검사를 통해 숨겨져 있는 키를 회복하는 것이 유일한 방법이다. 잘못된 자세로 척추가 구부정하게 휘어 있으면 실제 키보다 작아 보이는 것은 당연하다. 척추의 휘어진 정도를 엑스레이를 통해 확인한 후 자세 교정을 하면 숨어 있는 키 5센티미터를 찾아낼 수 있다.

우리 아이에게 좋은 책상과 의자는 최고의 선물

이 선수 : 아이에게 바른 자세를 잡아주기 위해서 부모는 어떤 노력을 해야 할까요?

박 원장 : 어른들도 습관이 되지 않은 상태에서 바른 자세로 앉는 건 쉽지 않죠. 하물며 한시도 가만 있지 않는 아이들의 경우는 얼마나 힘들겠어요. 하지만 초등학교 때부터 자세를 바로잡아주지 않으면 중 · 고등학생이 된 후에는 더 힘들어집니다. 아이들의 자세를 바로잡아주기 위한 가장 간단한 방법은 아이에게 맞는 책상과 의자를 마련해주는 겁니다. 이 선수의 아이들은 어떤 책상과 의자를 사용하고 있나요?

이 선수 : 유치원을 다닐 때는 일반 책상과 의자를 사용하다가 초등학교 입학한 이후에 어린이 전용 책상과 의자를 구입했어요. 가구를 바꾸고 나니 아이들이 책상에 앉아 있는 시간이 좀 늘어나더라고요.

박 원장 : 아주 잘 하셨어요. 요즘은 초등학생들도 컴퓨터 앞에 앉아 있는 시간이 많이 늘어나서 어른들 못지않게 기능성이 강조된 의자가 필요합니다. 허리에 가해지는 힘을 분산시키는 등받이나 발받침, 허리 깊이를 조절해주는 기능이 있는 의자면 금상첨화예요. 자세가 바르면 척추와 어깨의

피로가 덜하고 뇌세포 활동에도 영향을 미치기 때문에 집중력이 향상되죠. 모든 관절에 힘이 골고루 분산돼 성장판을 자극하니 키도 잘 자라게 되고요.

이 선수 : 아이들은 매년 자라잖아요. 그때마다 새로 의자와 책상을 구입해주는 것도 좀 부담되는 게 사실이에요.

박 원장 : 지금 구입하신 가구를 언제까지 사용하실 생각인가요?

이 선수 : 초등학교 졸업할 때까지는 계속 쓰라는 의미에서 좀 좋은 걸로 마련했어요. 각도와 높낮이가 조절되는 책상이에요. 그런데 제대로 사용하고 있는지는 좀 의문이네요. 구입한 이후로 조절해준 적이 없거든요.

박 원장 : 그렇다면 새로 책상을 구입하실 필요는 없겠네요. 단, 지금 사용하는 책상이 아이에게 잘 맞는지 수시로 확인하는 게 필요해요. 일단 가장 중요한 것은 책상의 높이입니다. 책상이 낮으면 허리가 구부러지므로 피로감을 빨리 느끼게 됩니다. 책을 볼 때 어깨나 목을 앞으로 많이 숙이고 있다면 책상이 낮은 거예요. 반대로 책상이 높으면 책상에 올라가는 팔의 위치가 높아져서 어깨와 목이 피곤하죠. 책과의 거리도 가까운 편이라 시력에도 좋지 않은 영향을 줄 수 있어요.

이 선수 : 의자에 바싹 다가가서 앉으라고 매번 시키는데도 조금씩 자세가 기울어진 걸 보면 조금 낮은 편인 것 같아요. 집에 가서 다시 조정을 해줘야겠네요.

박 원장 : 사실은 그림 그릴 때, 공부할 때, 책을 읽을 때에 따라 각각 각도를 바꿔주는 게 좋은데 이렇게까지 하는 집은 거의 없을 거예요. 아이의 팔꿈치와 책상의 각도가 90도 수준을 유지하게만 해주시면 됩니다. 그런데,

아이들이 사용하는 의자는 회전식인가요, 고정식인가요?

이 선수 : 회전식이에요. 같이 가서 골랐는데, 빙글빙글 돌아가는 모양이 재미있어 보였는지 그걸로 사달라고 조르더라고요.

박 원장 : 그렇군요. 하지만 아이들의 척추를 생각한다면 회전식보다는 고정식 의자가 좋아요. 빙글빙글 돌아가는 의자는 재미는 있지만 아이가 산만해질 수도 있고, 의자가 흔들리거나 넘어질 위험도 있으니까요. 발은 땅에 닿죠?

이 선수 : 네. 수시로 돌리긴 하지만 바닥에는 닿아요.

박 원장 : 바닥에서 발이 뜨면 집중력이 떨어져요. 아이들이 화장실 변기에 앉으면 발이 허공에 뜨기 때문에 늘 발을 앞뒤로 흔들잖아요? 이게 안정감이 없어서 하는 행동이거든요. 그렇기 때문에 오랜 시간 앉아 있어야 하는 공부 의자는 반드시 아이의 발이 땅에 닿아 있어야 합니다. 사정이 여의치 않으면 발판을 놓아주는 것도 방법 중 하나에요.

이 선수 : 저학년이라 이것저것 수납할 물품들이 많아서 아래쪽에 수납장을 따로 만들어줬어요. 여기에 발을 올려놓기도 하더라고요.

박 원장 : 발이 땅에서 떨어지지 않도록 낮은 발판을 의자 밑에 놓아두는 것이 허리에 좋습니다.

이 선수 : 발이 바닥에서 떨어지지 않는 것이 좋군요.

박 원장 : 초등학생은 책상에 앉아 있는 습관을 들이는 시기라고 보면 됩니다. 따라서 아이가 책상을 좋아하게 만들어주면 절반은 성공한 거예요. 남자아이들은 자동차를 좋아하니까 자동차 모양의 책상도 도움이 되죠. 그러다 중학교에 올라가면 공부에 필요한 것들만 간단히 책상에 올려놓고 나머

지는 치워버리는 게 집중력 향상에 도움이 됩니다. 컴퓨터를 올려놓는다면 책상을 따로 붙이는 것보다는 이동식 모니터 선반 등 책 수납과 컴퓨터 사용을 함께할 수 있는 가구를 선택하는 게 바람직합니다. 비싼 가구를 사라는 것이 아니고 아이의 키와 체형에 맞는 책상과 의자를 구매하라는 이야기입니다. 최근에는 높이 조절이 가능한 제품이 많이 나와 있습니다. 아이들이 부쩍부쩍 자라지만 앞으로 클 것만을 생각해서 너무 높은 책상과 의자를 사주는 것은 좋지 못합니다.

이 선수 : 집에 가면 의자부터 당장 교체를 해야겠네요.

박 원장의 Healthy Life 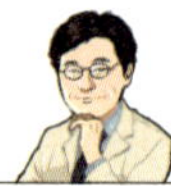

우리 아이에게 맞는 책상과 의자, 이렇게 고르세요

처음 아이가 의자에 앉기 시작하는 나이는 일반적으로 4세 전후입니다. 이때는 아이가 앉거나 일어서면서 다칠 위험이 있으므로 모서리를 둥글게 만든 플라스틱 의자가 무난합니다. 7세 정도가 되면 아이가 혼자 책을 읽기 시작하므로 환경을 조성해주는 것이 중요합니다. 성장발달이 빠른 시기라서 아이의 체격에 비해 큰 의자를 구입해주는 부모가 많은데, 아이의 자세가 나빠질 수도 있으므로 높낮이 조절이 가능한 의자를 구입하는 것이 바람직합니다.

본격적인 학습이 시작되는 초등학생 시기는 자세 교정이 가장 중요한 때입니다. 잘못된 자세가 굳어지면 근육과 척추에 무리가 가서 변형이 일어날 수 있기 때문입니다. 등받이는 단단한 것이 좋고, 팔걸이가 있는 의자가 추천할 만합니다. 바퀴 달린 의자는 주의가 산만한 아이에게 좋지 않습니다.

책상의 높이는 책상 앞에 앉아 바닥을 향해 팔을 내렸을 때 팔꿈치보다는 높고 어깨보다는 낮아야 합니다. 이 범위 내에서 자유롭게 움직일 수 있다면 더욱 좋죠. 흔히 제도용 책상이라고 부르는 각도조절 책상은 학생에게도 좋은 아이템입니다. 독서나 숙제 등 용도에 따라서 높낮이와 각도를 조절할 수 있으니까요. 아이의 책상 밑에는 반드시 발 받침대를 하나 놓아주세요. 발을 올려놓거나 다리를 펼 수 있어야 허리에 무리가 덜 간답니다.

의자도 마찬가지입니다. 인체의 특성을 고려하지 않은 의자는 척추를 망가뜨리는 가장 큰 요인입니다. 사람마다 키도 다르고 앉은키도 다르므로 의자의 높이와 등받이의 높이, 허리받침대의 높이를 조절할 수 있는 의자를 선택하는 것이 바람직합니다. 등받이가 없는 의자는 금물입니다. 척추에 무리가 심하게 가거든요. 하지만 아무리 좋은 의자를 구입했다 하더라도 앉는 자세가 엉망이면 모두 소용없겠죠? 엉덩이는 항상 의자 깊숙이 밀어넣고, 등은 등받이에 기대고, 목도 고개를 젖혀서 받침대에 기댄 자세로 앉는 것이 가장 좋습니다. 척추에 가장 무리가 덜 가는 이상적인 등받이 각도는 120도입니다.

허리받침대는 등뼈와 허리뼈가 만나는 지점인 흉추 11번~요추 2번 사이를 받쳐줄 수 있도록 등받이 중간이 불룩하게 나와 있어야 합니다. 의자의 높이는 앉았을 때 무릎이 엉덩이보다 약간 올라가야 하며, 양쪽에 팔을 올려놓을 수 있는 지지대가 있는 것이 좋습니다. 지지대의 높이는 팔꿈치 정도면 적당합니다.

교실 의자가 자신의 몸에 맞는 아이는 거의 없습니다. 쿠션이나 수건을 이용해서 높낮이를 조절해주면 어느 정도 도움이 됩니다. 허리를 너무 세우면 몸에 부담이 될 수 있으므로 등을 기댄 자세에 맞게 편안함을 느끼는 정도로 조절해주는 것이 좋습니다.

1시간마다 10분 정도 가벼운 스트레칭으로 몸의 근육을 풀어주고 척추를 쉬게 해줘야 한다는 점, 잊지 마세요.

가방, 모양만 보고 고르지 마세요

박 원장 : 아이들의 자세에 책상과 의자만큼 중요한 게 하나 더 있습니다. 뭘까요?

이 선수 : 신발요?

박 원장 : 물론 신발도 중요해요. 하지만 더 신경 써서 골라야 하는 게 있어요. 바로 가방이에요.

이 선수: 아, 가방이 있었군요!

박 원장 : 우석이와 승진이는 어떤 가방을 메고 다니나요?

이 선수 : 입학선물로 친척들이 선물해줬어요. 아이들이 좋아하는 캐릭터가 들어간 가방이에요. 대부분 책을 학교에 두고 다니지만 준비물이 의외로 많은 편이라 늘 꽉 차 있더라고요.

박 원장 : 가방을 선택하실 때는 모양만 보고 고르시면 안 됩니다. 가장 중요한 건 무게예요. 가방만 가벼워도 목과 어깨가 훨씬 편해집니다.

이 선수 : 아이들 가방은 다 거기서 거기라고 생각했는데, 그렇지 않은가봐요?

박 원장 : 일반적으로 모양은 비슷하지만 무게도 조금씩 다르고, 끈의 쿠션

감도 차이가 있어요. 그 자그마한 차이가 많은 변화를 가져옵니다. 일단 아이들의 가방은 자기 체중의 10퍼센트를 넘으면 안 됩니다. 더 이상의 무게를 등에 메고 다니면 요통이 발생하거든요. 따라서 최대한 가벼운 제품이 아이들에게 바람직하죠.

이 선수 : 그래서 우리 아이들은 교과서를 전부 학교에 두고 와요. 집에서 보는 교과서는 따로 구입해서 숙제는 그걸 보면서 하죠.

박 원장 : 맞아요. 사물함을 최대한 이용해서 가방의 무게를 줄여줘야 해요. 무게 못지않게 가방을 메는 자세도 중요합니다. 가장 좋은 위치는 등과 엉덩이의 경계선에서 5센티미터 정도 위입니다. 요추 3번에 해당되는 자리인데요, 이곳이 무게중심을 두기에 가장 바람직하거든요. 피로감도 덜 하고요. 하지만 초등학생을 대상으로 한 조사에 의하면 상당수가 책가방이 등과 엉덩이의 경계에서 10센티미터 이상 내려오게 메고 다니는 걸로 나타났습니다. 이런 자세로 가방을 메고 다니면 무게중심이 뒤로 쏠려서 요추의 굴곡이 변형될 위험이 있습니다.

이 선수 : 하굣길을 보면 가방을 제대로 멘 아이를 보기가 힘들어요. 특히 사내아이들은 틈만 나면 책가방을 잡아끌거나 휘두르며 장난을 치죠. 심지어 가방을 앞으로 멘 아이도 있고, 어깨띠를 뒤로 쭉 빼서 반쯤 걸치고 오는 아이도 있어요. 우리 우석이도 가끔 그렇게 메곤 해요.

박 원장 : 가방이 무거울 때는 팔뚝에 걸쳐서 메곤 하더군요. 그렇게 되면 허리는 물론 어깨에도 무리가 가게 됩니다. 또 어깨끈이 좁으면 피부와 근육으로 가는 혈액의 흐름이 떨어지면서 통증이 발생하는 경우도 있어요. 그렇기 때문에 어깨끈은 쿠션감이 좋고, 면적이 넓은 것을 선택해야 해요.

이 선수 : 대부분 여성들의 가방은 끈이 가늘고 긴 편이던데, 이런 가방도 안 좋겠네요?

박 원장 : 그렇죠. 가방을 멘 쪽의 어깨는 위로 올라가고 고개는 균형을 맞추기 위해 반대쪽으로 기울어지죠. 그런 자세가 반복되면 근육이 피로할 뿐 아니라 목과 연결된 척추 전체가 비뚤어지게 됩니다. 가능하면 숄더백보다는 크로스백이나 배낭을 메고 다니는 게 좋아요. 어쩔 수 없이 숄더백을 들 때는 양쪽 어깨에 번갈아가면서 메거나 손으로 들고 다니는 게 그나마 낫고요.

이 선수 : 제가 운동할 때 스포츠 숄더백이 유행한 적이 있었어요. 물과 운동복 몇 가지만 넣고 다녔는데도 어깨가 쉽게 피로해지더라고요. 그래서 여성들을 보면서 참 대단하다고 생각했어요. 어깨가 아플 텐데 신기하게 잘 들고 다닌다 싶어서요.

박 원장 : 예뻐지기도 힘들죠. 하이힐도 신어야 하고, 숄더백도 메야 하고……. 그만큼 척추가 힘들어요. 만약 뒤에서 보았을 때 양쪽 어깨의 높낮이가 다르다면 교정을 받는 게 좋아요. 그냥 방치하면 허리 통증이 심해질 수도 있거든요.

이 선수 : 초등학생은 그나마 어른들의 말을 들으니까 교정이 가능하지만 중학생만 돼도 자세에 대해 얘기하는 것을 싫어하더라고요. 어른들은 항상 아이가 단정하게 하고 다니길 바라지만 그게 쉽지는 않아요. 제가 학생 때만 해도 배낭을 한쪽 어깨에 걸고 다니는 게 유행했거든요.

박 원장 : 저도 기억나네요. 참 안타까웠죠. 유행이라는 걸 무시할 수는 없지만……. 성인이라면 몸에 좋지 않은 걸 알고 스스로 해결방법을 찾을 수

있겠지만 아이들은 전적으로 부모가 지도를 해주는 게 필요해요. 특히 초등학생은 더욱 그렇죠. 잘못된 자세인 줄 알면서도 내버려두었다가 허리통증으로 고생하는 경우를 많이 보았거든요. 가장 대표적인 질환이 척추측만증이에요.

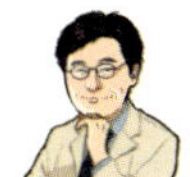

박 원장의 Healthy Life

척추측만증 자가진단법

척추측만증은 집에서도 충분히 자가진단이 가능한 질환입니다. 아이를 세워놓고 뒷모습을 살펴보세요. 양쪽 어깨 높이와 견갑골의 모양 또는 등 모양, 바로 선 자세에서 양쪽 팔과 몸통 사이의 뜨는 간격이 다르지 않은지 체크해보세요. 좌우 골반 높이가 다르거나 상체를 숙였을 때 한쪽 등과 허리가 유난히 솟아 있는지도 보시고요. 아랫배와 엉덩이가 처지거나 등을 곧게 편 자세를 힘들어할 경우에는 병원에 한번 가보시는 것이 좋습니다.

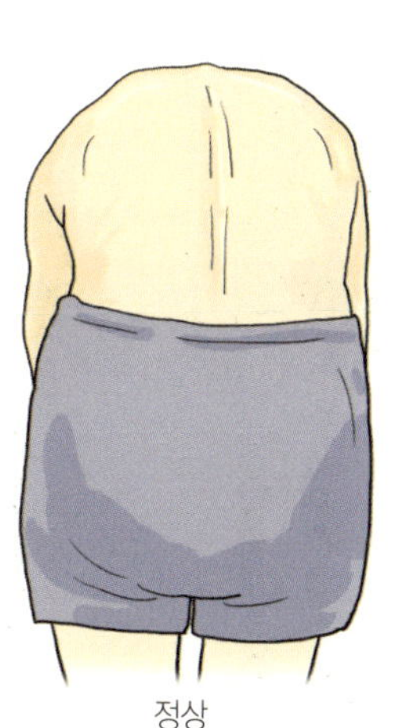

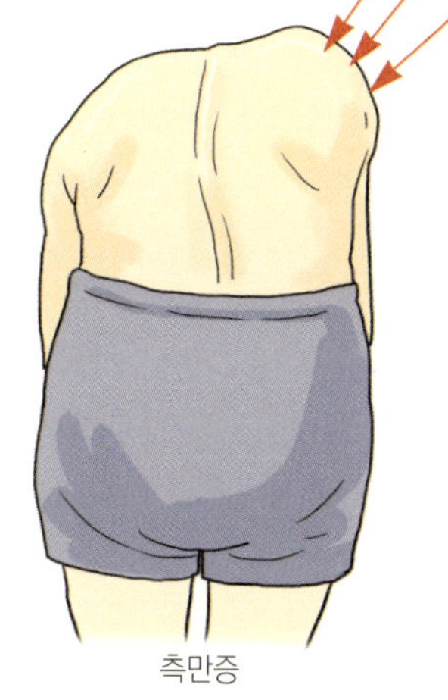

〈척추측만증〉

척추측만증이 있는 경우 아래 그림처럼 허리를 숙였을 때 한쪽이 유난히 위로 올라오는 것을 쉽게 관찰할 수 있습니다.

척추측만증 환자는 소화불량이나 변비에 시달리는 경우도 많아요. 부모의 세심한 관찰이 아이의 건강에 지대한 영향을 미친답니다.

다음 문항에서 해당사항이 3개 이상이면 병원에서 상담을 받아보세요.

1. 오른쪽과 왼쪽 허리의 높이가 다르다(허리띠를 둘렀을 때의 높낮이로도 확인이 가능하다).
2. 양쪽 가슴의 높이가 다르다.
3. 바른 자세를 취하고 앉았을 때 무릎이 벌어진다.
4. 속옷이나 가방끈 한쪽이 자꾸 아래로 떨어진다.
5. 바로 선 자세에서 양쪽 팔과 몸통 사이의 간격이 다르다.
6. 신발의 한쪽 굽만 닳는다.
7. 오래 앉아 있기가 힘들 만큼 허리가 아프다.

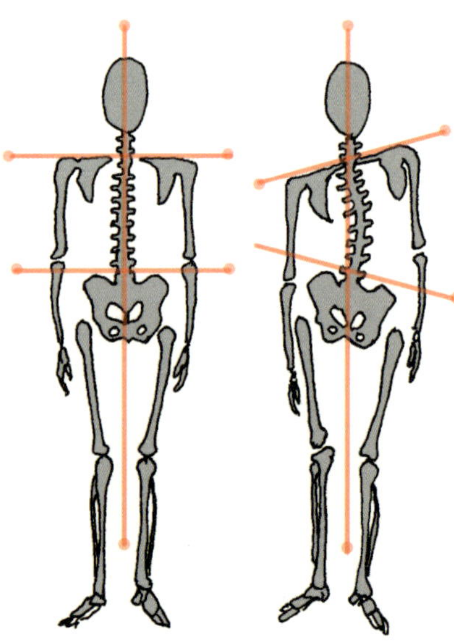

〈척추측만증 자가진단법〉

최근 청소년층에 부쩍 증가한 척추측만증

박 원장 : 이 선수도 척추측만증에 대해 들어본 적 있으시죠?

이 선수 : 네. 그런데 척추가 휘어진 병이라는 것만 알지 자세히는 몰라요.

박 원장 : 척추측만증은 척추가 옆으로 휘어진 만곡도가 10도 이상이라는 것을 의미합니다. 선천성측만증, 특발성측만증, 신경근육성측만증, 퇴행성측만증 등 원인에 따라 여러 종류가 있어요. 이 가운데 가장 큰 문제로 대두된 것이 바로 청소년에게 많이 발생하는 특발성측만증이죠.

이 선수 : 청소년들이 왜 척추측만증에 걸리는 거죠?

박 원장 : 청소년기에 아이들의 체격이 급속하게 자라기 때문이에요. 체격이 커지면서 척추도 따라서 커지고, 그와 동시에 만곡도 심해지는 거죠. 식생활 개선으로 신장은 급속하게 커지는 반면 체격에 맞지 않는 책상을 사용하거나 운동 부족, 잘못된 걸음걸이나 자세로 인해 허리 근육이 힘을 잃을 때 만곡이 나타납니다. 성장하기 전에는 통증이 없으니까 잘 모르고 있다가 몇 개월에서 1년 사이에 만곡이 악화되면서 통증이 발생합니다.

이 선수 : 그러면 미리 알아차릴 수 있는 방법은 없네요?

박 원장 : 아니에요. 부모님이 아이의 몸을 자세히 살펴보면 충분히 알아차

릴 수 있어요. 바로 서 있는 상태에서 양쪽 어깨의 높이가 다르거나 허리띠를 맸을 때 높낮이가 비대칭인 경우, 상체가 오른쪽이나 왼쪽으로 기울어져 있을 때 또는 아이의 한쪽 신발이 다른 쪽에 비해서 마모되는 속도가 빠르면 척추측만증을 의심해볼 필요가 있어요.

이 선수 : 그렇군요. 그런데, 보조기를 착용하는 것 외에는 마땅한 해결책이 없는 건가요? 외모에 민감한 아이들이 보조기를 착용하면 여러 모로 불편할 것 같은데요?

박 원장 : 척추측만 정도가 20도 미만일 경우에는 자세 교정을 하고 방사선 사진을 통해서 경과를 관찰합니다. 20도가 넘는 경우에는 보조기를 착용해야 하고요. 40도 이상이면 몸의 성장 정도에 따라서 수술 여부를 결정합니다. 그런데, 척추측만증 수술은 척추수술 중에서도 상당히 복잡하고 힘든 수술이에요. 집도하는 의사도 힘든데, 수술을 받는 환자는 더 힘들겠죠? 그렇기 때문에 조기 발견이 아주 중요해요.

이 선수 : 만약 치료를 하지 않고 그냥 두면 어떻게 되나요?

박 원장 : 가장 최악의 경우에는 폐기능이 감소되고 요통이 생겨서 조기 사망하거나 정신적·사회적 적응력 저하 등이 나타납니다. 하지만 이런 상황은 100도 이상의 만곡일 때 발생하는 합병증이라 걱정하지 않아도 됩니다. 단, 척추측만증에 걸리면 성장과 학업에 문제가 생기는 건 어쩔 수가 없어요. 사람들의 시선에 민감한 사춘기인 만큼 학교생활에도 문제가 있을 거고요.

이 선수 : 임신이나 출산에는 영향이 없나요?

박 원장 : 네. 많은 부모님이 걱정하시는 게 이 부분인데, 사실상 정상인과

별 차이가 없는 것으로 연구됐습니다. 그 부분 역시 걱정하지 않으셔도 됩니다.

이 선수 : 보조기를 사용하면 척추측만증이 나을 수 있는 거죠?

박 원장 : 청소년기 측만증 치료의 목적은 앞으로 만곡이 더 진행되지 않도록 도와주는 것입니다. 정상적인 곡선을 갖게 만드는 것은 힘들어요. 보조기를 착용한 이후 원래의 각도보다 5도 이상 커졌는지, 5도 이내를 유지하는지에 따라 성공 여부가 갈립니다. 5도 이내를 유지한다면 성공적인 거죠. 측만증 치료에 사용되는 보조기는 여전히 찬반 의견이 많지만 유일한 치료법이므로 시도하지 않는 것보다는 낫죠.

이 선수 : 보조기는 착용하기가 편한가요?

박 원장 : 솔직히 말씀드리면 불편해요. 씻거나 운동할 때를 제외하고는 거의 하루 24시간 내내 착용하고 있어야 하니 괴롭죠. 최근에는 풀타임 보조기의 단점을 보완해서 잘 때만 착용하는 보조기도 개발됐습니다. 물론, 어떤 보조기를 선택하든 꾸준히 운동을 해야 경과가 좋습니다. 근육운동을 통해 허리 근육을 튼튼하게 만들면 보조기를 착용하지 않아도 일상생활이 가능하거든요. 아이들은 보조기를 잘 착용하지 않으려고 하는데, 밤에 잘 때라도 꼭 보조기를 차도록 격려해야 합니다.

이 선수 : 완치가 된다 해도 심한 운동을 하는 것은 아무래도 힘들겠네요.

박 원장 : '검은 독거미'로 유명한 우리나라의 포켓볼 선수 쟈넷 리도 척추측만증 환자였어요. 어렸을 때 측만증 때문에 네 번 이상 수술을 받았다고 알려져 있어요. 허리를 많이 이용해야 하는 운동은 아무래도 힘들겠지만 웬만한 운동은 전부 가능합니다. 그러니 심각하게 걱정하지 않으셔도 돼

요. 하지만 말씀드린 대로 진행속도가 눈에 잘 띄지 않고, 자세히 관찰하지 않으면 모르고 넘어가는 경우도 많으니까 10세 이후부터 매년 척추 사진을 찍어보는 것도 좋은 방법입니다.

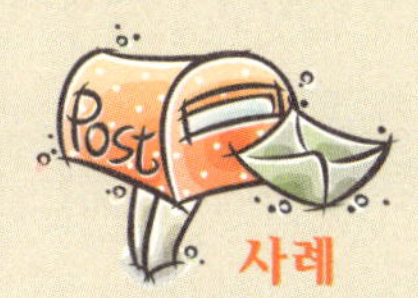

초등학교 고학년에게 주로 발생하는
척추측만증

13세 K양의 가장 큰 고민은 또래보다 키가 작다는 점이었다. 한창 외모에 신경을 쓸 나이의 K양이었기에 '키'는 매우 민감한 문제였다. 부모님에게도 몇 번 이야기를 했지만 대수롭지 않게 생각하고 넘겼다. 그러던 부모님이 문제의 심각성을 의식하기 시작한 것은 K양이 가방을 메고 가는 모습을 뒤에서 보았을 때였다. 아이에게 가방을 똑바로 메라고 했지만 자꾸 한쪽 어깨끈이 아래로 떨어졌다. 가만히 살펴보니 양쪽 어깨의 높이가 달랐다. 부모는 K양과 함께 병원을 찾았다.

척추 검사 결과 K양은 약 30도 정도의 심한 흉요추측만증으로 밝혀졌다. 나는 공부도 중요하지만 척추가 건강하지 않으면 집중력도 떨어지고, 무엇보다 외모에 대한 자신감이 결여돼 문제가 발생한다는 사실을 부모에게 설명해주었다. 그 이후 K양은 일주일에 세 번씩 꾸준히 운동 치료를 실시했고 보조기 착용도 빼놓지 않았다. 다행히 1년 후 엑스레이 검사 결과 측만증은 더 악화되지 않았을 뿐 아니라 약간의 호전도 나타났다. K양은 지금도 방과 후 학원에 가기 전에 걷기 운동을 꾸준히 하고 있다.

척추측만증은 척추가 옆으로 휘어진 질환을 의미한다. 처음부터 척추가 옆으로 휘어진 선천적측만증과 초등학교 3~4학년에서 중학생까지 청소년

기에 주로 발생하는 특발성측만증, 근육질환이나 마비성질환에 의해 2차
적으로 발생하는 신경근육성측만증, 노년기에 주로 나타나는 퇴행성측만
증 등이 있다.

청소년기에 척추측만증이 발생하는 가장 큰 원인은 아이들의 체격이 급
속하게 성장하는 시기이기 때문이다. 식생활 개선으로 신장은 급속하게 커
지는 반면 체격에 맞지 않는 책상을 사용하거나 운동 부족, 잘못된 걸음걸
이나 자세로 인해 허리 근육이 힘을 잃게 되면 척추가 한쪽으로 휘어지게
된다. 성장 전에는 통증이 없기 때문에 알 수가 없다가 만곡이 악화되면 통
증이 발생하기 때문에 조기 발견이 어렵다.

아이의 뒷모습을 보면 목, 어깨, 갈비뼈, 허리 및 골반이 좌우 대칭을 이
루고 있는지 알 수 있다. 확실치 않을 경우 몸을 앞으로 구부리게 하면 비
대칭이 확실히 나타난다. 이런 검사를 전방굴곡검사라고 하는데, 측만증
진단에 필수적이며 누구나 할 수 있다. 물론 정확한 진단은 병원을 방문해
서 방사선 검사를 받아봐야 한다.

척추측만증은 초기에 발견하면 수술을 하지 않고 보조기 착용과 운동 치
료로 교정이 가능하지만 시기가 늦어지면 치료가 힘들어진다. 그렇기 때문
에 부모의 관심이 매우 중요하다. 특히 초등학교 4학년 정도의 딸을 둔 부
모는 더 많은 신경을 써야 한다.

S라인을 잡아주는 자세

이 선수 : 바닥에 양반다리를 하고 앉는 것도 척추에 안 좋고, 책상에 앉을 때도 똑바로 앉아야 척추가 건강해진다니……. 좋은 습관을 들이지 않으면 정말 모든 게 힘들겠군요.

박 원장 : 이 선수도 처음 운동을 시작할 때 매일 아침에 두 시간씩 달리는 게 쉽지는 않았죠?

이 선수 : 그럼요. 추운 날이나 전날 술을 마셨을 경우에는 일어나는 것 자체가 힘들었어요. 하지만 자신과의 약속이었으니 지켜냈죠. 목표가 있었고, 저는 성인이었으니까요.

박 원장 : 그래서 아이들의 척추질환이 더 힘들어요. 성인은 자신의 행동에 대해서 책임을 지려고 노력하지만 아이들은 이런 의지가 약하거든요. 부모님이 볼 때는 똑바로 있다가 시선을 거두면 다시 편안한 자세를 취하려고 하죠. 그렇기 때문에 초등학교 때부터 올바른 자세를 지켜줘야 한다고 말하는 겁니다.

이 선수 : 아무리 성적이 좋고 얼굴이 잘생겼다 하더라도 척추가 망가지면 모든 것이 원점으로 돌아가니, 정말 척추 건강에 신경을 많이 써야 할 것

같아요.

박 원장 : 병원을 찾는 청소년 환자들을 보면 저 역시 많이 안타까워요. 조금만 일찍 노력을 했더라면 그처럼 고생하지 않아도 될 텐데 하고 말이죠. 한창 공부하면서 멋을 내야 할 시기에 척추와 싸움을 해야 하니 얼마나 답답하겠어요.

이 선수 : 학교에서 생활하기도 힘들겠죠. 그러고 보니 아이들은 집에서 생활하는 시간보다 학교에서 보내는 시간이 더 많잖아요. 학교에 있는 의자나 책상에도 좀 더 신경을 쓰면 좋을 것 같아요.

박 원장 : 제 생각도 그렇습니다. 하지만 안 좋은 상황이라도 자세만 잘 유지하면 큰 문제는 없어요. 누구든 늘 좋은 환경에만 있는 건 아니니까 그 정도는 익숙해질 필요가 있어요.

이 선수 : 쉬는 시간에 아이들이 책상에 엎드려서 자는 모습을 보면 안쓰럽더라고요. 그 자세가 척추에 좋을 리가 만무한데 말이죠.

박 원장 : 그런 자세는 정말 최악이에요. 척추측만증 환자나 두상이 비뚤어진 아이들 가운데 엎드려 자는 습관을 가진 아이들이 많다는 사실 알고 계세요? 침대에서 잘 때도 가능하면 엎드려 자지 않는 게 좋아요. 책상에 엎드려서 자면 허리에도 무리가 가고, 다리까지 피가 통하지 않아 마비 증세가 일어날 때도 있어요.

이 선수 : 그렇다고 공부에 지친 아이들에게 휴식시간에도 잠을 자지 말라고 할 수는 없잖아요.

박 원장 : 가벼운 스트레칭으로 몸을 풀어주면 허리가 한결 가벼워져요. 틈틈이 허리 운동을 해주는 것도 좋고요. 학교에서 의자에 앉는 자세만 바로

잡아도 아마 척추환자의 절반은 줄어들 거예요.

이 선수 : 그렇다면 가장 안 좋은 자세는 어떤 건가요?

박 원장 : 사실은 올바른 자세를 제외하면 모두 안 좋아요, 하하하. 일단 가장 안 좋은 건 의자에 눕다시피 기대서 앉는 자세예요. 많은 아이들이 이런 자세를 취하는데, 특히 여자아이들은 S라인을 갖고 싶다면 지금 당장 허리를 당겨서 똑바로 앉아야 해요.

이 선수 : 의자에 똑바로 앉으면 S라인이 생기나요? 놀라운 사실인데요?

박 원장 : 의자에 엉덩이만 살짝 걸쳐 앉으면 인대와 근육이 무리하게 당겨지고, 허리가 앞으로 휘어져요. 게다가 배에는 힘이 하나도 들어가지 않으니 뱃살도 처지게 되죠. 바른 자세로 앉으면 안락의자에 기대서 앉는 것보다 1.5배의 열량이 더 소모됩니다. 그러니 자연스럽게 다이어트도 되지요.

이 선수 : 아…… 그러고 보니 척추에 좋은 의자는 대부분 옆에서 볼 때 S라인이잖아요. 이 라인이 그대로 살아 있으면 정말 요즘 아이들이 원하는 연예인 몸매가 되겠네요.

박 원장 : 그렇죠. 하지만 여기에서 한 가지 짚고 넘어가야 할 부분이 있어요. 사진이나 광고 속의 연예인 몸매는 일반인과는 상당히 많은 차이가 있어요. 사진을 예쁘게 찍으려고 일부러 몸을 비틀어서 S라인을 돋보이게 만든다고 하더군요. 하이힐을 신은 상태

에서 가슴을 앞으로 내밀고, 엉덩이는 가능한 한 뒤로 빼서 몸의 S라인을 강조하는 거예요. 이런 포즈를 취하면 척추와 정반대 방향으로 압력을 가하게 되기 때문에 정상적인 척추의 굴곡이 망가지게 됩니다. 이런 포즈를 자주 취하면 당연히 몸이 비틀어지겠죠. 화보 촬영을 마치고 극심한 통증으로 병원을 찾아와 물리치료를 받는 연예인도 상당수예요. 그런데 아이들은 그렇게 만들어진 광고를 보면서 환상을 갖죠.

이 선수 : 일반적으로 말하는 S라인 몸매라는 것도 좀 과장이 심한 것 같아요. TV에서 봤던 연예인을 실제로 만나보면 지나치게 마른 분들이 많더라고요. 깜짝 놀랐어요.

박 원장 : 잘록한 허리와 풍만한 가슴을 원하지만, 실제로 이런 몸을 가지고 있는 사람은 대부분 요통에 시달려요. 허리가 상체를 지탱해줘야 하는데, 지나치게 가는 허리는 힘이 부족하거든요. 가슴 확대수술을 지나치게 크게 했다가 요통에 시달려서 재수술을 받은 사람도 있어요. 뭐든지 지나치면 안 좋은 거죠.

무리한 다이어트는 척추의 적

이 선수 : 연예인을 꿈꾸는 건 괜찮은데 건강을 해치면서까지 다이어트를 하는 모습을 보면 안쓰러워요. 사실 다이어트라고 보기도 힘들죠. 음식물 섭취는 거의 하지 않고 과일 몇 쪽으로 끼니를 때우는 아이들이 상당수라고요.

박 원장 : 그 어떤 척추질환보다 더 무서운 것이 바로 골다공증이에요. 일반적으로 골다공증은 50세 이상 폐경기가 지난 여성에게 주로 나타나지만 요즘에는 다이어트로 인한 30대 골다공증도 늘어나는 추세예요. 사람의 뼈는 재생을 반복하다가 20대가 지나면서 성장이 멈추는데, 이 시기의 뼈가 가장 튼튼하고 상태가 좋습니다. 이후부터는 골량이 줄어들면서 골소실이 시작됩니다.

이 선수 : 영양분을 공급받아야 하는 시기에 섭취가 중단되니 뼈가 자연스럽게 약해지는 거군요. 가장 건강해야 할 시기에 가장 약한 뼈만 남아 있으니 앞으로가 걱정이네요.

박 원장 : 골다공증 증상은 갑자기 나타나는 것이 아니라 서서히 드러나기 때문에 알아차리기가 힘들어요. 처음에는 피로를 쉽게 느끼는 정도로 시작

되다가 점차 척추골, 허벅지뼈, 손목뼈 등에 골절이 자주 발생합니다. 이렇게 골다공증이 진행되면 될수록 뼈는 점점 약해지고, 허리가 굽거나 키가 작아지는 등의 퇴행성 증상이 나타나죠.

이 선수 : 대부분 다이어트를 시도하는 여성들은 식사는 하지 않으면서 운동을 하는 경향이 있더라고요. 영양분을 섭취하지 않은 채 운동을 하면 몸에서 단백질이 빠져나가는 동시에 뼈가 점점 약해지는데, 그 부분에 대해서는 생각을 하지 않는 것 같아요.

박 원장 : 신체의 불균형이 얼마나 무서운지 잘 모르기 때문이에요. 무리한 다이어트는 뼈뿐만 아니라 근육까지 약화시킵니다.

이 선수 : 단기간에 체중의 10퍼센트 이상을 줄이게 되면 위험하다는 사실은 누구나 알고 있을 거예요. 이렇게까지 극단적인 다이어트를 피하고 평소에 우유나 단백질 등을 충분히 섭취하는 게 뼈 건강에 좋죠.

박 원장 : 많은 수의 여성들은 폐경기 이후에야 칼슘을 보충하기 시작하지만 사실 최대 골량이 형성되는 시기부터 뼈를 튼튼하게 할 필요가 있어요. 적절한 칼슘 섭취는 일찍부터 시작하는 게 좋아요. 청소년기에 칼슘이 풍부한 멸치와 생선 종류를 먹으라고 하는 것도 같은 이유예요. 또한 지방도 어느 정도는 섭취를 해줘야 합니다. 지방은 과하게 섭취하면 각종 성인병의 원인이 되지만 부족하면 뼈의 파괴가 빨라집니다. 하루에 호두 한 알이나 땅콩 한 줌 정도의 지방이면 적당합니다.

이 선수 : 뼈의 생성에 도움을 주는 성분은 단백질과 칼슘이라고 생각했는데, 지방도 필요하군요.

박 원장 : 가장 필요한 것은 두 가지 성분이지만 다른 영양소도 부족하면

안 됩니다. 지방은 에스트로겐을 합성하는 데 중요한 역할을 담당하고 있기 때문에 반드시 필요한 성분이에요.

이 선수 : 그런데 햄버거 같은 패스트푸드는 왜 뼈 건강에 좋지 않은 걸까요? 여기에도 지방이나 단백질 등 영양소가 풍부하긴 하잖아요.

박 원장 : 인스턴트 음식에는 인산이 다량 함유되어 있어요. 인산은 칼슘의 흡수율을 낮추는데다 뼈 안에 저장되어 있는 칼슘을 밖으로 끄집어내기까지 해요. 좋을 수가 없죠. 게다가 지방덩어리구요. 아, 지방 흡수가 필요하다는 말이지 지방을 일부러 많이 먹으라는 말은 아니에요, 하하하. 패스트푸드를 많이 먹으면 비만에 걸릴 확률이 높아져요.

이 선수 : 한쪽에서는 몸매를 관리하기 위해 단식을 하고, 다른 한쪽에서는 편하고 맛있다며 패스트푸드를 먹는 아이들이 늘어나고 있으니 참 양극화에 시달리는군요.

박 원장 : 맞아요. 당연한 말이지만 어느 쪽도 건강을 위해서는 좋지 않아요. 예전에는 통통한 것이 부의 상징이었지만 요즘은 소득이 높을수록 웰빙식을 선호하는 경향이 있기 때문에 몸매관리에 철저하죠. 몸무게를 유지하는 것이 최선의 선택이라는 사실을 알고 있으니까요.

이 선수 : 비만 측정은 어떻게 하나요? 약간씩 차이가 있던데, 정확한 방법이 궁금해요.

박 원장 : 비만 측정의 기준은 체중과 피부주름 두께 측정, 허리둘레 측정 등 여러 방법이 있지만 그중에서 가장 많이 사용하는 것이 체질량 지수예요. 체중을 신장의 제곱으로 나눈 수치죠. 체질량 지수가 85~95면 과체중, 95 이상이면 비만이라고 합니다. 고도비만자가 많은 미국에 비하면 우리

나라의 비만인구는 적은 편이지만 점차 증가하는 추세이므로 신경을 쓸 필요가 있어요. 청소년 비만은 곧 성인 비만으로 연결이 되니까요.

이 선수 : 몸무게가 적게 나가더라도 근육량이 적으면 문제가 있다고 하던데, 사실인가요? 운동을 많이 하면 체지방률이 줄어들고 근육량이 늘어나서 몸이 탄탄해지잖아요. 저도 체격이 작은 편이고 말랐지만 신체지수를 측정해보면 많이들 놀라요. 당연한 이야기지만 운동을 계속하다 보니 몸에 근육이 많고 지방은 거의 없거든요.

박 원장 : 요즘 청소년에게 가장 부족한 게 운동이에요. 척추는 적당한 양의 운동만 꾸준히 해줘도 그것으로 충분하거든요. 말씀대로 근육량은 아주 중요한 요소입니다. 비만인 사람은 대개 근육량이 적고 체지방이 많아서 근력이 떨어져요. 척추를 지지하는 또 다른 힘인 근력이 떨어지면 척추는 혼자서 체중의 60퍼센트를 지탱해야 하거든요. 그래서 허리가 좋지 않거나 디스크 수술을 마친 환자들에게 운동을 권하는 거랍니다.

이 선수 : 그런데 복부비만 환자들의 경우에는 허리의 근력을 키우는 게 쉽지는 않을 것 같아요. 손이 발끝에 닿지 않는 사람들도 상당수던데요?

박 원장 : 운동은 하지 않고 앉아서 음식물을 섭취하는 시간이 늘어나니 지방이 자연스럽게 복부 쪽으로 집중되죠. 특히 아이들의 경우 밤늦은 시간에 TV나 컴퓨터를 하면서 과자나 사탕, 청량음료를 섭취하곤 하는데 아주 안 좋은 습관이에요. 복부비만이 계속되면 복부의 무게 때문에 체중이 앞으로 집중되고, 요추가 점점 앞으로 휘어지게 됩니다. 어렸을 때부터 살이 찐 사람들의 체형은 대부분 활처럼 굽어 있어요. 이렇게 척추가 휘어지다가 힘을 감당하지 못하면 요추에서 척추신경을 둘러싸고 있는 가장 약한

부위의 디스크가 밀려나와 신경을 누르게 되죠.

이 선수 : 살을 빼면 허리가 펴지기도 하나요?

박 원장 : 어긋난 뼈가 다시 안쪽으로 들어가서 허리의 통증이 감소하는 경우가 많아요. 하지만 비틀어진 요추를 바로잡으려면 살을 빼는 것만으로는 부족하죠. 자세를 교정하고 스트레칭을 병행하면서 꾸준히 노력해야 합니다.

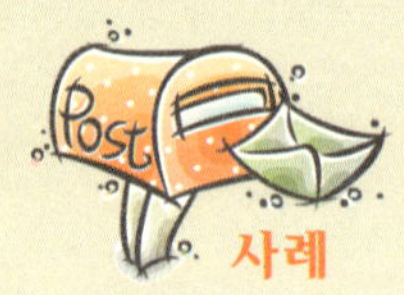

사례

20대 여성의 척추 나이는 60대

28세의 J씨는 정상 체중 범주에 속해 있지만 늘 스스로를 뚱뚱하다고 생각해왔다. 20세 이후 그녀가 시도해온 다이어트법은 무려 10여 가지. 처음에는 정석대로 운동과 식이요법을 병행했지만 생각만큼 결과가 만족스럽지 않자 극단적인 다이어트에 들어갔다. 곧 다가올 친구의 결혼식에서 멋진 모습을 보여주기 위해서였다.

그녀가 이번에 택한 것은 원푸드 다이어트. 처음 며칠 동안은 체중계에 올라갈 때마다 줄어든 몸무게에 흐뭇한 미소를 머금었지만 웃음은 오래가지 않았다. 원푸드 다이어트를 시작한 지 1개월이 되던 날, 현기증을 느끼고 회사에서 쓰러진 것이다. 주위 동료들 덕분에 크게 다치지는 않았지만 문제는 그 이후에 발생했다. 넘어질 때 무엇이 잘못된 것인지 이후부터 허리에 극심한 통증이 찾아온 것이다. 의자에 앉아 정상적인 업무를 처리하기가 힘들 만큼 통증이 심해지자 J씨는 병원을 찾았다.

검사 결과 그녀는 저체중에 골감소증으로 나타났다. 그녀의 골밀도는 또래보다 훨씬 낮은 60대 수준이었다. 오랜 시간 동안 섭식을 제한한 잘못된 다이어트로 뼈가 약해져서 발생한 결과였다. 골감소증뿐만 아니라 디스크의 노화도 발견되었다. 이대로 방치할 경우 척추변형과 골다공증 상태로 악화될 수 있기 때문에 적극적인 치료가 필요한 상태였다.

　골감소증에 대해서는 약물치료와 재활운동치료를 같이 병행해 허리 통증이 거의 없어졌으며, 현재는 주말마다 등산을 다닐 정도로 건강을 되찾았다. J씨의 사례처럼 운동이 수반되지 않는 무리한 다이어트는 척추에 치명적이라는 것을 꼭 명심하자.

내 뼈에도 문제가 있을 수 있다

골다공증이란 골의 화학적 조성에는 변화가 없고, 단위용적 내 골량의 감소를 초래하여 경미한 충격에도 쉽게 골절을 일으킬 수 있는 질환을 말한다. 즉, 뼈의 양이 감소되어 구멍이 난 것처럼 보일 정도로 뼈에 많은 공간이 생기는 현상이다. 특히 골다공증의 영향을 많이 받는 곳은 척추뼈다. 일단 골다공증이 진행되면 뼈가 스펀지처럼 변화하여 척추와 엉덩이 등에 골절이 빈번하게 된다.

일반적으로 골다공증은 여성이 남성보다 두 배가량 많이 발생하며, 고령 생존율이 높아짐에 따라 그 이환율[2]은 점점 더 높아지는 추세다. 여성의 경우는 폐경기 이후 골밀도를 유지해주는 역할을 하는 에스트로겐의 감소로 골다공증에 노출되는 경향이 더욱 높은 것으로 알려져 있다. 이외에도 저칼슘, 고단백 음식 섭취, 알코올, 카페인, 흡연, 운동부족, 식이 내 비타민 D 결핍, 스테로이드제, 이뇨제 복용, 운동부족 등이 그 원인이다. 최근에는 폐경 후 여성뿐 아니라 30대 젊은 여성 골다공증 환자도 점차 늘어나고 있다. 그 원인으로는 호르몬제를 장기 복용하거나 난소제거수술로 호르몬에 이상이 생기기 때문인 것으로 알려져 있다.

뼈에 일단 골다공증이 생기면 다시 예전 상태로 돌아가기는 힘들다. 그러므로 골다공증의 이상적인 치료 목표는 골형성을 증가시키거나 골소실을 방지하여 현재의 골량을 유지하는 것이다. 튼튼한 뼈를 유지하기 위해 매일 가벼운 운동을 해야 하며, 음주나 흡연, 카페인 섭취를 삼가고 뼈를 튼튼히 하는 칼슘을 많이 섭취해야 한다. 또한 인스턴트 식품이나 패스트푸드, 청량음료, 백설탕 등의 가공식품 섭취를 피하고 비타민 D 합성을 위해 일광욕을 충분히 하는 것이 좋다. 음식 속에 있는 나트륨이 체외로 배출되는 과정에서 칼슘을 같이 흡수하므로 음식을 짜지 않게 먹고, 칼슘의 25배가량의 인(P)을 포함하고 있는 사골음식(곰탕, 설렁탕 등) 역시 과도하게 섭취하지 않는 것이 바람직하다.

---

2) 이환율 : 어떤 일정한 기간 내에 발생한 환자의 수를 인구당 비율로 나타낸 것.

$$\text{이환율} = \frac{\text{1년간의 이환수(환자수)}}{\text{모집단 인구}}$$

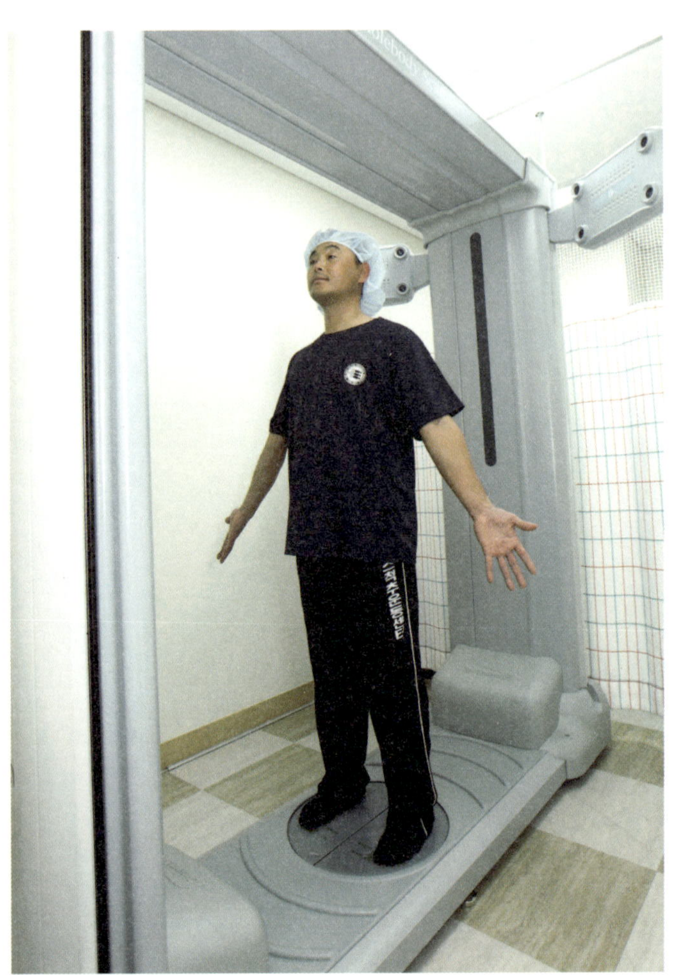

part4

허리를 고치는 운동,
허리를 다치는 운동

운동할 때 가장 흔하게 다치는 부위, 허리

박 원장 : 자, 이번에는 이 선수의 몸 상태에 대해 이야기해볼까요?

이 선수 : 이거 긴장되는데요?

박 원장 : 이 자료들이 이 선수의 척추 검사 결과예요. 척추 하나로도 이렇게 다양한 검사를 할 수 있다는 사실이 놀랍지 않나요? 하하하. 그럼 어디 자세히 살펴볼까요. 흠……. 의외네요.

이 선수 : 어디 안 좋은 부분이 있나요?

박 원장 : 여태까지 이 선수의 이야기를 쭉 들으면서 이 선수는 척추관리를 잘하고 있구나 생각했거든요. 그런데 역시 대단하네요. 정말 관리를 잘한 몸이에요. 어디 하나 흠잡을 데가 없네요.

이 선수 : 아휴, 별 말씀을 다하세요. 상처도 많고 다친 적도 많은 몸이라 성한 데가 없을 텐데요.

박 원장 : 저도 사실 그런 선입견을 가지고 있었거든요. 운동선수는 훈련의 강도도 높고, 수많은 충격과 스트레스가 척추에 가해지기 때문에 대부분 목이나 허리 척추에 이상이 있어요. 그런데 이 선수는 그 부분은 이상이 없네요. 거의 일반인과 같은 수준이에요. 척추도 정확한 S곡선을 그리고 있

고, 퇴행성이 심한 곳도 보이지 않네요.

이 선수 : 반가운 소식이네요, 하하하.

박 원장 : 그렇다고 방심하면 안 됩니다. 일반인들과 비슷한 수준이라는 것은 보통 사람에게서 보이는 전형적인 척추 이상은 있다는 말이니까요. 목도 약간 일자목 형태를 보이고 있어요. 앞으로 컴퓨터를 하거나 스마트폰을 이용할 때 자세에 조금 더 신경을 쓰셔야겠어요.

이 선수 : 아휴, 그럼요. 사실 예전에는 자세에 대해서 크게 신경을 쓰지 않고 편하게 있었는데 원장님과 이야기를 나누다 보니 제가 얼마나 척추에게 못할 짓을 했는지 깨닫게 되었어요. 요즘은 의자에 앉을 때 늘 바른 자세를 유지하려고 노력 중이에요.

박 원장 : 좋은 현상이에요. 이 선수가 현직에서 은퇴한 지 시간이 좀 지났죠?

이 선수 : 벌써 몇 년이 지났습니다. 시간이 참 빠르죠.

박 원장 : 그래서 그런가……. 대요근이 많이 발달되어 있지는 않네요.

이 선수 : 대요근이 어디인가요?

박 원장 : 척추 양쪽을 지지해주는 중요한 근육이에요. 축구선수 같은 경우에는 대요근이 지나치게 발달되어 있어서 척추수술을 할 때 힘이 들 정도거든요.

이 선수 : 아, 그렇군요. 저는 그렇게까지 과격한 운동은 하지 않아서 그런가 봐요.

박 원장 : 그럴 리가요. 조깅은 허리 척추가 좋지 않은 사람에게는 권하지 않는 운동이에요. 반복적으로 척추와 디스크에 충격을 주기 때문에 디스크변성이나 디스크탈출 같은 증상이 나타날 확률이 높거든요. 아마도 이 선

수는 오래전부터 운동을 해왔고, 갑작스럽게 몸을 움직였던 게 아니라 강도를 조절하면서 운동량을 늘려나갔기 때문에 몸에 이상이 없는 게 아닌가 하는 생각이 듭니다. 이런 방식으로 운동을 하면 심부근이 발달하게 되어서 반복적인 충격에도 척추가 심한 충격을 받지는 않거든요. 아니면 운동선수로서 타고난 몸을 가졌을 수도 있죠.

이 선수 : 예전에 삼성전자 마라톤과학지원팀에서 검사를 받은 적이 있어요. 그때 검사 결과 제 몸이 좀 특별하다고 하더라고요. 높은 강도의 운동을 해도 피로를 느끼지 않는 무산소성 역치 수준이 83퍼센트가 넘고, 운동 중 피로물질인 젖산을 제거하는 시간도 매우 짧대요. 세계적으로 유명한 마라토너의 경우 훈련 후 피로회복 능력이 50퍼센트인데 저는 62퍼센트에 달하고요. 맥박수도 정상인에 비해 절반이고, 혈액방출량도 1.5배나 높다고 하니 제 몸이 좀 남다르긴 하죠?

박 원장 : 척추에 이상이 없는 게 당연한 일이네요, 하하하. 하긴, 남다른 면이 있으니 그렇게 빛나는 기록을 낼 수가 있었겠죠. 물론 그럴 리는 없지만, 몸이 특별하다고 해서 관리를 소홀히 하면 안 돼요. 신체의 노화는 그 누구도 피해 갈 수 없는 부분이니까요.

이 선수 : 물론이죠. 은퇴 후에도 매일 운동을 하고 있어요.

박 원장 : 조깅도 좋지만 다른 운동도 한번 시도해보세요. 건강은 건강할 때 지키는 거라는 말, 알고 계시죠?

이 선수 : 그럼요. 알겠습니다!

박 원장 : 척추는 몸의 중심을 이루는 구조이기 때문에 어떤 운동을 하던 간에 가장 영향을 많이 받는 부분입니다. 투수나 타자가 좋은 성적을 내기

위해서는 허리힘이 뒷받침해주어야 하거든요. 혹시 다칠 경우에도 허리부
터 다치는 일이 많아요. 이제 운동과 척추에 대해서 이야기해봅시다.

허리 건강에 중요한 두 개의 근육, 심부근과 척추기립근

일반인과 운동선수의 척추 검사 결과에는 가장 큰 차이점이 있다. 바로 근육이다. 일상생활에서 움직이는 근육은 한정적인 반면, 운동을 통해서 여러 곳의 근육을 움직이게 되면 체내 근육량이 늘어나고 일정 부위의 근육이 발달하게 된다. 가장 대표적인 근육이 척추 옆에 붙어 있는 심부근(Deep muscle)과 척추기립근(Erector Spinae)이다.

심부근은 몸의 깊숙한 곳에 위치하고 있는 근육으로 척추와 척추를 잇는 작은 근육들로 이루어져 있으며 큰 근육이 기능을 제대로 수행할 수 있도록 도와주는 역할을 한다. 이 근육이 강화되기 위해서는 걷기 운동을 꾸준하게 해주는 것이 좋다. 상체를 숙인 채 작업을 계속하거나 무거운 물건을 드는 행동은 근육을 손상시킬 수 있으므로 삼가야 한다.

척추기립근 역시 중요한 안정화 근육 중 하나로 골반의 천골에서 두개골까지 이어지는 길고 두꺼운 근육이다. 두께가 상당한 만큼 근육이 발휘할 수 있는 힘 역시 매우 센 편이다. 주로 척추의 신전(extension)과 체간의 수직적인 자세를 유지하는 역할을 담당한다. 척추기립근이 약해지면 허리의 근력이 약화되고, 요추 사이에 있는 추간판이 과도한 압력을 받게 된다. 따라서 추간판탈출증을 예방하기 위해서는 평소 올바른 자세와 적당한 운동으로 척추기립근을 튼튼하게 만들어줘야 한다.

요즘 복근에 집착하는 남성들이 많다. 하지만 건강한 남성이 되기 위해서는 복근이 아니라 척추근육을 꼭 키워야 한다.

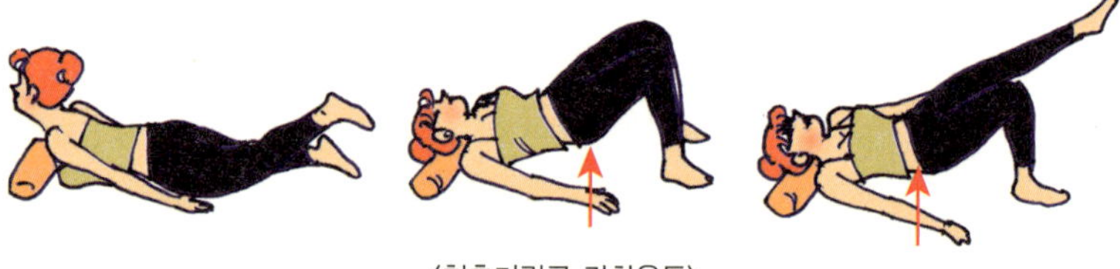

〈척추기립근 강화운동〉

운동을 할 때는 전력을 다하지 마세요

박 원장 : 이 선수는 승부욕이 강한 편이죠?

이 선수 : 운동선수라면 누구나 그럴 거예요. 승부욕이라는 게 좋지 않은 점도 있지만 최고의 자리를 지키기 위해서는 반드시 갖고 있어야 하는 마음이 아닌가 생각해요.

박 원장 : 나쁘다는 말은 아니었어요, 하하하. 운동뿐 아니라 공부를 하거나 직장생활을 할 때도 적당한 승부욕은 긴장감을 가중시키고 일의 효과를 높이는 데 중요한 역할을 하죠. 승부욕이 없는 사람이 발전 속도가 더딘 것도 사실이고요.

이 선수 : 사실 저는 마라톤을 제외하고는 승부욕이 그다지 높지 않은 편이에요. 물론 어떤 과제가 주어지면 최선을 다해야겠다는 생각이 먼저 들긴 하지만요.

박 원장 : 최선을 다하는 자세는 매우 중요해요. 하지만 모든 일에 전력을 다하는 것은 그다지 권할 만한 자세가 아니에요.

이 선수 : 최선을 다하지 말라는 말씀이신가요?

박 원장 : 네, 단적으로 말하자면 그렇습니다. 참 의외죠?

이 선수 : '모든 일에 최선을 다하자' 라는 가훈을 가지고 살아가는 사람들이 많잖아요. 그런데 최선을 다하지 말라고 하시니, 좀 의아하네요.

박 원장 : 척추의 입장에서 운동을 좋아하는 분들께 하는 말이랍니다. 건강을 유지하려면 운동을 반드시 해야 합니다. 운동은 질병을 예방하고 노화 방지에도 효과가 좋죠. 특히 경추나 목 근육을 강화하려면 운동은 필수적이에요. 그렇지만 운동을 할 때는 평상시 생활할 때에 비해 몇 배나 되는 압력이 몸에 전해지기 때문에 주의할 필요가 있어요.

이 선수 : 운동을 시작하는 사람들에게 욕심을 부리지 말라는 이야기는 저도 늘 해요.

박 원장 : 바로 그런 말이에요. 자신의 체력이나 능력에 맞도록 운동 시간과 강도, 운동량을 조절하는 것이 중요합니다. 남이 한다고 해서 무조건 따라하거나 욕심을 과도하게 부려서 능력 이상으로 운동을 하면 몸이 오히려 상하게 됩니다. 특히 일곱 개의 마디로 이루어진 목뼈는 과도하게 움직일 경우 심각한 충격을 받습니다.

이 선수 : 아마추어뿐 아니라 운동선수에게도 해당되는 말 같아요. 운동을 직업으로 갖고 살아가는 사람들은 경기를 할 때마다 크고 작은 부상에 노출이 될 수밖에 없거든요. 물론 부상을 입으면 병원으로 가서 검사를 받고, 거기에 적합한 치료를 받지만 그렇다고 무조건 연습을 쉴 수도 없고, 경기를 미룰 수도 없으니까요.

박 원장 : 취미 삼아 운동을 하는 일반인보다는 운동선수에게 더 절실한 이야기일 거예요. 실제로 척추질환의 경우는 더 심각하죠. 기초체력을 강화하는 운동을 하지 않고 해당 운동에만 집중하다 보면 다른 부분의 근육은

점점 퇴화하게 됩니다. 특히 허리를 많이 사용하는 운동을 하는 사람들은 복근 강화 운동과 허리심부근육 강화 운동을 꾸준하게 해야 합니다.

이 선수 : 그래서 운동선수들이 공통적으로 하는 준비운동은 거의 일정한 편이에요. 몸의 근육을 골고루 움직여줘야 본격적인 연습에 들어갔을 때 부상을 최소화할 수 있으니까요. 준비운동을 소홀히 하면 꼭 사고가 발생하더라고요. 물론 불의의 사고도 있긴 하지만요.

박 원장 : 어쩔 수 없는 상황에서 돌발적으로 생겨난 사고는 피하기 어렵지만, 무엇보다 안타까운 경우는 거듭되는 부상에도 불구하고 치료를 제대로 받지 못해서 상처가 악화되는 것을 지켜만 보고 있을 때예요. 어린 선수들의 경우는 척추분리증이 많이 발생하고, 스키어나 농구선수 등 무릎을 많이 사용하는 선수들에게는 슬관절 내 인대 파열이 종종 일어나죠. 이런 질환들은 초기에 제대로 치료하면 완치가 가능하지만 상처가 아물기 전에 무리해서 연습을 하게 되면 점점 돌이킬 수 없는 상태로 변해버리거든요. 특히 인대 손상은 퇴행성관절염으로 발전하기도 하죠. 스키 선수가 퇴행성관절염을 앓게 되면, 남은 것은 은퇴밖에 없잖아요.

이 선수 : 젊은 나이에 부상 때문에 은퇴를 한 선수를 본 적이 있어요. 초등학생 때부터 해온 거라곤 운동밖에 없는 아이인데, 20대 초반에 은퇴라니……. 이제 와서 공부를 다시 시작하기도 힘들고, 참 막막하죠.

박 원장 : 그래서 몸 관리는 자기가 스스로 해야 해요. 설사 사람들에게 최선을 다하지 않는다는 비난을 받더라도 좀 의연해질 필요가 있어요. 비난은 순간이고 건강은 평생을 좌우하니까요. 다음 경기에 최선을 다하는 모습을 보여준다면 부정적인 소문도 사라지겠죠.

이 선수 : 그렇게 쉽지만은 않은 상황이긴 하지만, 원장님 말씀이 옳아요. 저도 욕심 때문에 무리하게 경기에 참가했다가 후회한 적이 여러 번 있거든요. 자신의 몸은 자기가 가장 잘 알고 있음에도 불구하고 말이죠. 늘 욕심이 문제예요.

누구나 걸리기 쉬운
척추분리증

이 선수 : 선수들에게 가장 많이 발생하는 질환은 무엇이 있을까요?

박 원장 : 운동선수와 부상은 떼려야 뗄 수 없는 관계인 것 같습니다. 워낙 부상이 잦다보니 전담 정형외과를 정해놓고 정기적으로 치료를 받는 선수들이 많아요. 근육이 뭉치거나 관절 부상을 당하는 경우도 많지만 척추와 관련된 질환도 무시하기는 힘들어요. 근육은 풀어주면 되지만 척추는 제때 치료를 하지 않으면 상태가 더 심각해지거든요.

이 선수 : 그렇다면 가장 흔한 척추질환은 뭘까요?

박 원장 : 아무래도 척추분리증이 가장 많은 편이에요. 척추분리증은 척추의 위, 아래 후관절돌기 사이에 있는 협부에서 뼈 결손이 생기는 것을 말합니다. 전체 운동선수의 12퍼센트 정도가 척추분리증을 가지고 있다고 조사된 바 있습니다.

이 선수 : 허리를 많이 사용하는 운동선수들이 많이 걸린다고 알고 있어요.

박 원장 : 요즘 운동을 시작하는 연령이 점점 낮아지면서 척추분리증이 발생하는 연령대도 낮아지는 편이에요. 주로 10대 청소년에게 발병하고, 20대에도 종종 발견됩니다. 주로 허리를 과도하게 굽히거나 펴는 동작을 반복

할 경우에 발생률이 높습니다. 말씀하신 대로 허리를 많이 구부리는 피겨 스케이팅 선수나 체조 선수는 물론, 유도나 농구 같은 분야의 선수들도 많이 걸리곤 해요. 실제로 2004년 아테나 유도 금메달리스트인 이원희 선수도 척추분리증으로 고생을 했죠.

이 선수 : 아, 이원희 선수도 척추분리증에 걸렸었군요. 그럼에도 불구하고 금메달을 따낸 걸 보면 의지가 대단한 선수 같아요. 척추분리증 치료가 쉽지는 않았을 텐데 말이에요.

박 원장 : 그렇기도 하고, 아니기도 해요. 이 부위는 조금 손상되어도 통증이 거의 느껴지지 않거든요. 운동선수들은 대부분 허리근육이 좋고 인대도 튼튼한 편이니까 척추가 조금 약해도 잘 견뎌내죠. 그러다 나이가 들어 근력이 약해지면 통증이 악화되면서 척추관이 좁아지는 척추관협착증이나 척추뼈 윗부분이 앞으로 미끄러지는 척추전방전위증 등의 퇴행성척추질환이 발생합니다. 아시다시피 퇴행성질환으로 변화하면 치료가 다소 어려워지죠. 이원희 선수의 경우 치료가 가능했던 것은 조기에 발견하고 시기에 맞는 치료법을 시행했기 때문이에요. 초기에는 운동요법과 주사요법만으로도 통증 치료가 가능하거든요. 엑스레이 촬영만으로도 병을 발견할 수 있으니 병원에 제때 오면 치료도 쉽습니다.

이 선수 : 그런데 초기 증상이 별로 없어서 알아차리기가 쉽지는 않겠는데요?

박 원장 : 예전에는 쉽게 했던 윗몸일으키기가 갑자기 힘들어졌다면 엑스레이 검사를 받아볼 필요가 있어요. 윗몸일으키기를 하다가 허리를 펼 때 통증이 있다면 의심해볼 만하죠.

이 선수 : 그렇다면 허리를 강화하는 운동을 해야 하는 건가요, 아닌가요? 좀 애매하네요.

박 원장 : 일단 척추뼈를 바로잡아준 다음에 운동을 해야 해요. 척추골절은 다른 부위와는 달리 안정을 아무리 취해도 저절로 붙기가 힘듭니다. 골절된 부분에 살이 들어가서 뼈의 유합을 막기 때문이죠. 그렇기 때문에 스포츠의학에 대해 전문성을 갖춘 의사와 상담을 하고 운동치료를 받아야 해요. 윗몸일으키기나 거꾸로매달리기, 웨이트트레이닝은 척추분리를 더욱 진행시키기 때문에 일단 피해야 하고요.

이 선수 : 운동을 계속해야 하는 입장에서는 곤란한 질환이네요.

박 원장 : 아무래도 그렇죠. 치료를 하는 중에는 과격한 운동이 금물이니까요. 처음에는 맨손체조나 수영 같은 가벼운 운동을 꾸준히 해서 허리 근육을 강화해줄 필요가 있습니다. 척추가 움직이지 않도록 보조기를 착용하거나 몸통을 비트는 동작을 삼가면 됩니다. 포기할 필요는 없어요. 치료에 조금 시간이 걸리긴 하지만 심각한 질환은 아니니까요.

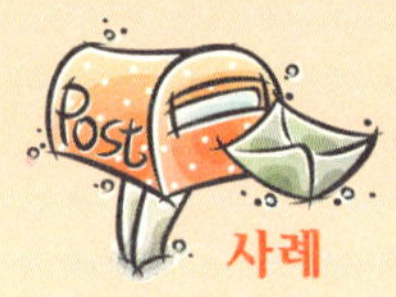

건강한 사람도 안심할 수 없는
척추분리증

　운동을 좋아해서 매일 아침 한 시간씩 스포츠센터에서 헬스와 테니스를 즐기는 21세 P씨는 술·담배도 일절 한 적이 없고, 체력도 남들보다 좋았다. P씨는 몇 달 전 군입대통지서를 받았다. 입대시기에 대해 잠시 고민을 했지만 빨리 다녀온 뒤 앞으로의 일을 생각해보는 것이 좋겠다는 생각에 입대를 결정했다. 하지만 입소 후 얼마 지나지 않아 포복훈련을 하던 P씨는 극심한 허리 통증을 겪었다. 통증은 꼬리뼈에서 허리 아래까지 연결되는 부위에서 주로 발생했으며 활동을 하면 할수록 통증은 더욱 심해졌다. 군병원에서 검사를 받은 결과 척추분리증이었다.

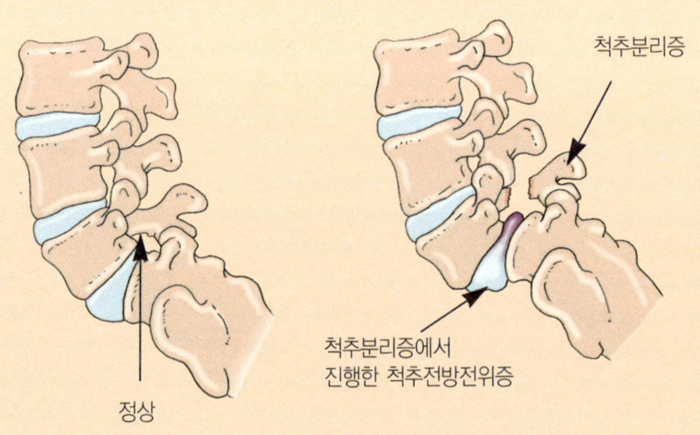

〈척추분리증〉

본 병원을 찾아 신경주사치료를 통해 심한 통증을 잡았고 이후 꾸준하게 허리강화 운동을 실시했다. 1년이 지난 지금 P씨의 상태는 많이 호전된 편이다. 치료 이후에 군생활도 무사히 마치고 통증 없이 잘 지내고 있다. 물론 그가 좋아하는 테니스도 그만두지 않고 계속하고 있다.

마라토너의 숙명,
추간판탈출증과 족저근막염

박 원장 : 이 선수는 척추질환으로 고생한 적이 없나요?

이 선수 : 마라토너 중에서 허리나 골반, 무릎, 발 통증을 겪어보지 않은 사람은 없을 거예요. 저 역시 마찬가지고요. 자잘한 고통을 늘 달고 살긴 했지만 딱히 척추질환으로 치료를 받은 적은 없어요. 다행이죠.

박 원장 : 평소 관리를 잘하셨다는 증거예요. 병원을 찾는 환자 중에 아마추어 마라토너도 몇 분 있거든요. 통증 때문에 병원을 찾기도 하겠지만, 일반적으로 달리기를 좋아하는 분 가운데 유난히 허리질환이 많은 편이에요. 요즘 날이 좋아지면서 달리기를 시작하는 분들이 많아져서인지 내원 환자도 많이 늘었어요.

이 선수 : 저도 허리 통증 때문에 병원을 찾은 적이 많아요. 짧게는 몇 주, 길게는 몇 개월 동안 치료를 받기도 했죠. 지난번 '댄스 위드 더 스타' 에 출연할 때도 병원 신세를 많이 졌어요.

박 원장 : 아무래도 춤은 허리 회전이 많은 운동이니까요. 갑작스러운 허리 회전은 척추를 위해서는 피해야 할 자세 중 하나예요.

이 선수 : 그렇죠. 마라톤을 할 때는 허리를 꼬거나 회전할 일이 없으니까

허리근육이 많이 강한 편은 아니었을 거예요. 그러다 갑자기 허리근육을 사용하니까 저한테도 무리였던 것 같아요. 오랫동안 운동을 해온 저도 힘들었으니 일반인들은 저보다 곱절로 힘들었을 거예요.

박 원장 : 치료를 받고 상태가 호전되었다면 근육통에 가까운 질환이었을 거예요. 만약 몇 개월 동안 치료를 받아서 상태가 좋아졌지만 운동만 하면 통증이 반복된다면 검사를 다시 받아봐야 합니다. 특히 마라톤은 체중의 몇 배나 되는 무게를 척추와 골반, 다리가 전부 버텨야 하거든요. 그만큼 하반신의 역할이 중요하죠. 만약 이 구조물의 균형이 맞지 않는다면 시간이 지나면서 점차 무게 부하의 비대칭이 발생해서 특정 뼈와 근육, 인대에 손상이 발생하게 됩니다.

이 선수 : 아는 마라토너 중 한 사람도 결국 통증 때문에 선수생활을 포기했어요. 뼈의 전체적인 균형이 어긋나기 시작하면서 통증이 반복된다고 하더라고요. 병원에서 치료를 받을 때는 괜찮은데 뛰기 시작하면 다시 허리가 아파오니 선수로 살아가기가 힘들어진 거죠.

박 원장 : 오랫동안 훈련을 받아온 선수들도 통증 앞에서는 약해지기 마련이죠. 아마추어의 경우는 이보다 더 위험에 노출될 확률이 높습니다. 일반적으로 우리가 걸을 때는 자신의 몸무게의 두 배에 해당되는 압력이 척추와 관절에 가해지는데, 달릴 때는 3~4배까지 증가하게 되거든요. 이때 척추 내의 압력도 상승돼 추간판 및 주변 신경을 자극하게 되죠. 그래서 추간판탈출증이 발생할 확률도 더욱 높아지는 게 사실입니다.

이 선수 : 그래서 허리가 약한 사람에게는 달리기를 권하지 않으시는 거죠?

박 원장 : 네, 맞습니다. 달리기는 참 좋은 운동이지만 허리가 취약한 사람

이나 디스크 환자에게는 무리가 될 수 있으니까요. 빠르게 걷기와 허리근육강화 운동을 하고, 조금 더 건강해지고 난 다음에 해도 늦지 않아요.

이 선수 : 저는 허리 통증보다는 발바닥 통증이 더 심한 편이었어요. 나중에는 제 발에 맞게 특수 제작된 신발을 신어서 통증이 좀 완화되었지만 초기에는 매일 연습이 끝난 뒤 집에 오면 발마사지를 해야 잠을 잘 수 있었어요.

박 원장 : 아마도 족저근막염이 아니었을까 싶네요. 마라톤이나 조깅처럼 발바닥에 하중이 많이 실리는 운동을 하면 발바닥 힘줄이 파열되면서 통증이 발생해요. 바로 이것이 족저근막염이죠. 오랜 시간 달리기를 해야 하는 마라토너를 괴롭히는 대표적인 질환이기도 합니다. 오랫동안 방치하면 발뒤꿈치에 만성적인 통증이 발생하기 때문에 관리해줘야 해요.

이 선수 : 아침에 일어나서 세수를 하러 갈 때 통증이 가장 심했던 것 같아요. 가만히 앉아서 쉬고 있으면 통증이 사라져서 한참 의자에 앉아 있곤 했어요.

박 원장 : 초기 증상은 그래요. 그러다가 좀 심해지면 하루 종일 통증이 지속되죠. 마라토너나 육상선수뿐 아니라 많이 걸어 다니는 직업을 가지고 있는 사람, 혹은 하이힐을 오랫동안 신은 사람에게도 종종 발병이 되곤 합니다. 그러니 수시로 발 상태를 체크하고 관리할 필요가 있어요.

이 선수 : 어떻게 관리를 하는 것이 좋을까요?

박 원장 : 일단 자신의 발에 맞는 신발을 신어야겠죠. 일반인들의 경우 이 선수처럼 전문가의 도움을 받아서 신발을 맞추거나 특수 제작된 깔창을 구입하기 힘드니까 가능하면 밑창이 부드럽고 발에 무리가 덜 가는 신발을

선택하는 것이 도움이 돼요. 조깅화나 러닝화 같은 신발은 밑창에 쿠션감을 더해서 압력을 덜 받도록 만들어진 대표적인 신발입니다. 증상이 나타난 뒤에는 소염제를 이용해서 치료하거나 집에서 발바닥 스트레칭을 해주는 것도 도움이 됩니다. 이 선수는 어떤 방법을 사용했나요?

이 선수 : 운동을 하고 집에 오면 냉동된 물병을 발바닥에 대고 문지르곤 했어요. 발가락을 잡고 마사지를 해주기도 했고요.

박 원장 : 잘하셨어요. 병원에서도 초기 족저근막염에는 이런 마사지를 실시하곤 합니다. 병이 조금 더 악화된 상태라면 체외충격파요법을 사용하죠. 그런데, 이 치료법이 상당히 아파요. 변성된 조직이 많을수록 자극에 더욱 민감하기 때문에 통증이 발생하는 거예요. 하지만 완치율이 매우 높으니까 일단 발바닥이 많이 아픈 경우에는 방치하지 말고 병원을 찾아서 검사를 받아보는 것이 좋아요. 그렇지 않을 경우 인어공주가 다리를 얻은 뒤 모래사장을 걸을 때 느꼈던 통증이 바로 이런 거구나, 하고 실감하게 될 수도 있어요.

발바닥을 혹사시키면 발생하는 족저근막염

발뒤꿈치 뼈에서부터 발바닥 앞에 이르는 족저근막은 발바닥에 가해지는 충격을 흡수하는 역할을 담당하는 근육이다. 족저근막은 매우 튼튼한 섬유질로 구성되어 있는데, 근막이 뒤꿈치 뼈와 붙는 부위가 매우 약하기 때문에 오랜 보행으로 인해 자극을 받으면 섬유가 끊어지거나 뼈에서 떨어지는 등 미세한 손상이 발생한다. 손상된 부위는 저항력이 약해지므로 지속적인 손상이 발생할 경우 염증성 변화와 통증이 발생한다. 이것을 족저근막염이라고 한다. 발바닥이 아픈 경우 디스크 증상으로 오인받는 경우도 많다. 디스크와 달리 발바닥에 압력이 가해질 때 통증이 심해진다. 족저근막염의 주된 원인은 마라톤, 달리기, 농구, 축구 등 과도한 운동이다. 또 비만이나 오래 서 있는 직종을 가진 사람에게 발생할 가능성이 높다.

족저근막염은 90퍼센트 정도가 비수술적 요법으로 치료가 가능하다. 하지만 짧게는 2주에서 길게는 여섯 달 동안 꾸준하게 치료를 해야 한다는 점이 중요하다. 통증이 심하지 않을 경우에는 아킬레스건과 발바닥에 꾸준하게 스트레칭을 해주는 것만으로도 치료할 수 있다. 얼음찜질이나 신발 뒤꿈치에 깔창을 까는 것 역시 좋은 방법이다. 이런 치료에도 불구하고 증상이 지속될 경우에는 보조기나 야간부목을 착용하게 된다. 발목을 5도 정도 위로 올린 상태에서 부목을 하고 잠을 자는 것인데, 이런 자세를 취하면 발바닥 근막의 긴장이 방지되어 통증이 완화된다. 이런 비수술적 요법으로도 치료가 되지 않는다면 마지막으로 체외충격파 시술을 시도한다. 인체 조직에 충격파를 가해서 치유하는 방법으로 보통 1~4주 간격으로 3회 정도 실시하며 최소 세 번 이상 받아야 효과가 나타난다.

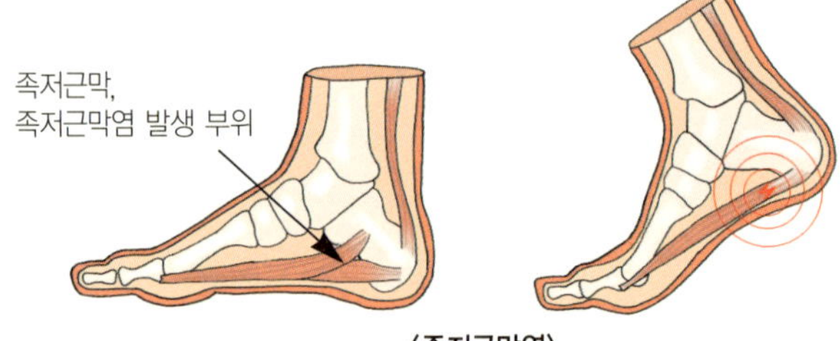

〈족저근막염〉

훌륭한 골퍼가 되고 싶다면 멋진 척추를 만드세요

이 선수 : 골프는 척추에 어떤 영향을 주나요? 50대 이후의 운동이라고 하면 가장 대표적인 것이 골프잖아요.

박 원장 : 사실 골프는 척추 회전 운동을 요하기 때문에 척추에 무리를 줍니다. 허리 스윙이 제대로 돼야 좋은 점수가 나오는데, 척추가 좋지 않은 사람들은 허리를 돌리는 것 자체가 힘든 일이거든요. 스윙을 보면 척추 상태를 간단하게나마 짐작할 수가 있어요. 척추가 건강하지 않은 사람은 좋은 골퍼가 되기 힘들어요.

이 선수 : 좋은 척추에서 좋은 스윙이 나오는 거군요.

박 원장 : 그렇죠. 스윙이란 척추가 꼬였다가 풀어지는 힘을 이용하는 것이잖아요. 18홀을 돌면 200회 가까이 허리를 틀었다가 회전하며 풀어주는데, 이 과정에서 허리는 극심한 스트레스를 받게 됩니다. 사실 척추의 입장에서 보면 골프는 좋은 운동이 아니에요. 전체적으로 몸을 골고루 이용해야 척추가 건강해지는데, 오른손 골퍼의 경우를 예로 들면 골프는 엘보도 좌측, 어깨도 좌측, 고관절도 좌측만 사용하는 비대칭 운동이거든요. 무용의 경우도 왼쪽 발로 턴을 많이 하므로 척추측만증을 앓는 사람이 많

아요.

이 선수 : 이상하네요. 허리를 많이 이용하면 허리 근육이 단련되는 것 아닌가요?

박 원장 : 지금 말씀드렸듯 한 방향의 근육만 사용하니까 문제가 되는 거죠. 게다가 천천히 스트레칭을 하며 근육을 풀어주는 것과 근육을 이용해 순간적인 파워를 끌어내는 것 사이에는 엄청난 차이가 있어요.

이 선수 : 그렇다면 허리가 안 좋은 사람은 골프를 피해야겠군요.

박 원장 : 네, 기본적인 입장은 그렇습니다. 그렇다고 포기하실 필요는 없어요. 2011년 LPGA크래프트나비스코챔피언십에서 우승한 스테이시 루이스는 척추측만증 환자예요. 게다가 지금도 척추에 철심 5개가 박혀 있는 상태고요. 디스크 수술을 하고 나서 충분히 휴식을 취하며 꾸준하게 근력 운동을 병행하면 얼마든지 골프를 칠 수 있습니다.

이 선수 : 허리가 안 좋은 분들은 필드에 나가는 것보다는 연습장에서 쉬엄쉬엄 연습하시는 게 더 좋겠네요.

박 원장 : 아니에요. 오히려 필드에 나가는 게 낫습니다. 필드에서는 스윙을 하고 난 후 다음 홀까지 걷거나 기다리지만 연습장에서는 쉴 새 없이 골프채를 휘두르기 때문에 허리에 더 많은 무리가 가죠. 또한 필드의 바닥은 잔디로 돼 있어 충격 흡수가 잘 되지만 연습장은 딱딱한 시멘트 바닥이라 충격이 고스란히 전달됩니다. 단, 필드에서는 욕심을 좀 버리고 비거리를 포기하는 자세가 필요해요. 연습장에서는 연습 전에 충분히 스트레칭을 해주시고요. 짧은 채부터 4분의 3 스윙으로 부드럽게 연습을 시작해야 합니다.

이 선수 : 아…… 그렇군요. 하지만 욕심을 버리고 운동을 하는 게 쉬운 일은 아니에요. 차라리 중간에서 포기를 하는 게 쉽지, 적당히 하겠다는 마음은 갖기 힘들 것 같아요.

박 원장 : 이 선수도 컨디션이 안 좋은 날 무리해서 경기하다가 다친 경험이 있다고 했잖아요. 허리가 안 좋은 분들에게는 '오늘의 휴식은 내일의 힘찬 도약을 위한 투자' 라는 말이 꼭 필요합니다. 걷기 운동과 운동요법을 통해서 척추를 건강하게 만든 이후에 즐겨도 충분해요. 우리의 인생은 제법 기니까요.

골프는 몸을 앞으로 구부리는 굴곡과 허리를 펴는 신전, 한쪽 방향으로의 측굴곡 등 강한 회전이 필요한 운동이기 때문에 허리에 상당한 스트레스를 준다. 허리가 안 좋은 사람이 피해야 할 가장 대표적인 자세가 허리를 비틀며 무거운 물건을 드는 것인데, 골프는 이런 요소를 전부 갖추고 있다. 특히 요추부에서 받는 압력의 양은 풀 스윙 시 정상으로 서 있는 자세보다 최대 여덟 배에 달한다. 물론 근육의 긴장 및 강직에 의한 통증이 많은 부분을 차지하지만 디스크 자체의 손상 및 퇴행은 물론 후관절염, 협착증 등도 관련될 수 있으므로 예방이 매우 중요하다.

골프를 시작한 사람은 누구나 한두 번쯤 심한 요통이나 흉요통을 겪는다. 보통 이러한 통증은 아마추어의 경우 적절하지 못한 테크닉의 스윙을 구사하기 때문이고, 프로의 경우는 반복적인 사용으로 인한 것이라고 볼 수 있다. 특히 아마추어는 정상 근육 사용을 잘 하지 못하므로 스윙으로 인한 스트레스가 더 크다고 할 수 있다. 한 해외 의학잡지에 의하면 스윙 시 제 3~4번 요추 디스크에 가해지는 압력이 프로는 56.8뉴턴미터[3]인데 비해 아마추어의 경우는 85.2뉴턴미터나 되는 것으로 나타난다.

실제로 요통이 있는 골퍼의 경우에는 스윙을 할 때 허리에 가해지는 부담을 덜기 위해 일부 변형된 스윙 자세를 취하기도 한다. 예를 들면 어깨 회전을 되도록 줄이면서 고관절의 회전 운동 제한을 풀어주는 것이다. 그렇게 하면 요추 부위로 가는 회전력을 줄일 수 있다. 또한 골프와 함께 유산소 운동과 스트레칭을 통해 유연성을 길러주고 척추의 중심 안정근을 강화시키는 것이 중요하다.

---

3) 뉴턴미터 : Nm, 또는 N · m. 1뉴턴미터는 회전축에서 1미터 떨어진 곳에서 수직 방향으로 1뉴턴만큼의 힘을 가할 때의 양을 뜻한다.

허리에 좋은 골프, 허리에 부담 되는 골프

이 선수 : 이제 막 골프를 시작한 사람들의 경우는 온몸이 쑤시듯 아프다고 하던데, 이것도 스윙과 연관이 있는 거지요?

박 원장 : 아무래도 그렇죠. 아마추어는 골프 시작 전에 스트레칭 같은 기본운동을 소홀히 하는 경우가 많아요. 오랫동안 사용하지 않은 기계를 갑자기 사용하려고 하면 삐걱거리거나 움직이지 않잖아요. 과도한 힘을 이용해서 억지로 움직이려고 하면 부서지거나 고장이 나고요. 우리 몸 역시 갑작스러운 움직임에 상당히 취약합니다. 그렇기 때문에 운동을 하기 전에는 꼭 몸을 풀어줘야 합니다.

이 선수 : 그러면 골퍼들에게 발생하는 척추질환은 허리에 관련된 것이 많겠군요.

박 원장 : 스윙이 척추에 미치는 영향이 안 좋기 때문이에요. 골프 스윙의 기본은 하체를 중심으로 척추를 꼬았다가 푸는 힘을 이용해 공을 날리기 때문에 척추에 많은 압박이 가해집니다. 서 있을 때 척추에 가는 부담이 100이라면 스윙을 할 때 부담은 무려 220에 이른다고 해요. 이처럼 잦은 골프 스윙 때문에 골퍼들에게 나타날 수 있는 질환이 바로 천장관절증후군입니다.

이 선수 : 아, 김연아 선수도 천장관절 부상을 입은 적이 있다고 들었어요. 천장관절이 뭔가요?

박 원장 : 천장관절은 운동선수들에게 많이 발생하는 질환이에요. 스윙을 빈번하게 하는 골퍼에게서 흔히 찾아볼 수 있어서, 직업병으로 꼽힐 정도죠. 천장관절은 척추의 마지막 부분인 천추와 골반뼈가 만나는 부분입니다. 이 관절은 척추를 여러 방향으로 늘리거나 펼칠 때 발생하는 충격을 흡수하는 역할을 합니다. 보통 주위 인대와 근육에 의해 견고하게 결합돼 있어 큰 문제를 일으키지 않지만 관절이 어긋나거나 흔들리면 주위 인대와 근육에 영향을 주어 통증이 발생합니다. 이것이 바로 천장관절증후군이지요.

이 선수 : 골반 질환은 주로 엉덩방아를 잘 찧는 사람에게 많이 발생한다고 알고 있었는데, 스윙과도 연관이 있군요.

박 원장 : 골프나 테니스, 야구 등 한쪽으로 반복적인 스윙을 하는 운동은 그래서 몸에 안 좋다고 하는 거예요. 척추 균형이 무너지면 질환이 발생할 확률이 높으니까요. 뿐만 아니라 집안일을 많이 하는 중년 여성들이나 체중이 급격히 불어난 임산부에게도 종종 나타납니다. 관절 자체가 틀어져서 맞지 않거나 손상되면 염증과 통증이 생기거든요. 이외에도 다리 길이에 차이가 있거나 발 모양이 평형이 아닌 경우에도 발생할 수 있어요.

이 선수 : 그럼 주로 엉치 부분에 통증이 느껴지겠네요?

박 원장 : 네. 허리등뼈 끝부분과 엉덩이 관절은 물론 허리 주위에도 통증이 생길 수 있어요. 심한 경우에는 사타구니와 대퇴부 뒤쪽을 지나 발가락까지 연관통이 생겨나기도 합니다. 일반적으로는 허벅지나 다리가 수시로 쑤시고 아파서 장시간 동안 걷는 것이 힘들어지죠. 요추부 디스크 발생 시

생기는 좌골통과 비슷한 면이 많아서 디스크로 착각하는 분도 많아요. MRI 검사나 CT 검사로도 파악하기가 힘들어서 디스크 치료를 시행하는 병원도 꽤 많은 편이라고 알고 있어요. 장기간 치료를 받았음에도 불구하고 증상이 호전되지 않을 경우에는 천장관절증후군이 아닌가 한번 의심해볼 필요가 있어요. 오랫동안 방치하면 치골변형도 발생하니까 빨리 치료하는 것이 좋아요.

이 선수 : 그렇다면 디스크와 다른 점은 뭐가 있을까요?

박 원장 : 주로 한쪽 둔부에 통증이 발생하고, 증상이 심해지면 하지 방사통도 생길 수 있어요. 이 점은 허리디스크와 비슷하죠. 하지만 아랫배와 허벅지가 만나는 서혜부 부위가 아프거나 똑바로 오래 앉아 있기 힘들다면 천장관절증후군일 가능성이 높습니다. 그런데 사람에 따라서 통증을 호소하는 부위가 약간씩 다른 편이에요. 상부 요추가 아프기도 하고, 사타구니나 허벅지가 아픈 사람도 있거든요. 평소에는 양반다리를 할 때 통증이 없었는데 갑자기 다리가 땡기거나 앉아 있기가 힘들어졌다면 역시 이 질환일 수 있죠.

이 선수 : 보다 정확한 검사는 병원에서 받아봐야 할 텐데, 병원에서도 헷갈릴 수 있다니 이거 참 문제네요.

박 원장 : 판독을 잘하는 의사면 어렵지 않게 잡아낼 수 있으니 걱정 안 하셔도 돼요. 가장 확실한 방법은 천장관절에 국소마취제를 맞아보는 거예요. 통증이 사라진다면 거의 확실하죠.

이 선수 : 그렇겠네요. 척추질환은 증상이 비슷비슷해서 일반인들이 알아차리기 힘든 것 같아요. 그냥 허리가 많이 아프면 디스크라고 생각하거든

요. 그런데 제 친구는 이 검사 저 검사 다 받아봐도 도통 아픈 이유를 알 수 없다고 하더라고요.

박 원장 : 혹시 그 친구분도 골프를 하시나요?

이 선수 : 네. 겨울휴가 때 필리핀에 골프 여행을 다녀왔는데, 그때부터 시작된 통증이 사라지지를 않는대요. 옆에서 보는 저도 걱정이에요.

박 원장 : 일단 라운드를 좀 쉬어보라고 하세요. 무리한 해외 골프 투어가 병을 불러왔을 수도 있거든요.

이 선수 : 그럴까요? 친구 말로는 푹 쉬면서 골프만 치다가 왔다고 하던데……. 평소 운동도 열심히 하는 친군데 갑자기 아프니까 큰 병이 아닐까 걱정되더라고요.

박 원장 : 저희 병원에도 매년 여름이나 겨울이면 허리 통증으로 병원을 찾는 환자들이 많아져요. 그중 해외 골프 투어를 다녀온 분들이 상당수예요. 보통 해외로 골프를 치러 갈 경우 도착한 시간부터 출발할 시간까지 내내 골프만 치다 오는 사람이 대부분이거든요. 하루 18홀은 기본이고 이틀 동안 36홀을 돌거나 야간에도 쉬지 않고 스윙을 하죠. 해외까지 나왔으니 이 정도는 해줘야 된다는 건데, 이건 거의 운동선수들 전지훈련과 비슷한 강도예요. 취미로 하는 운동인데 강도는 운동선수급이니 일반인에게는 엄청나게 무리인 거죠. 당시에는 잘 모르다가 귀국과 동시에 긴장이 풀리면서 통증이 심해지는 경우가 많습니다.

이 선수 : 하긴, 순서를 기다릴 필요가 없어서 눈만 뜨면 바로 골프장으로 달려갔다고 하더라고요. 그럴 수도 있겠네요. 그렇다고 골프를 포기하라고 할 수도 없고, 좋은 방법이 없을까요? 풀스윙 금지라든지…….

박 원장 : 일단 컨디션 회복이 가장 중요하니까 통증이 가라앉을 때까지 라운드는 좀 쉴 필요가 있어요. 그 이후에는 좀 더 많은 신경을 기울여야겠죠. 라운드 전 준비운동은 필수고요, 라운드를 마친 후에도 한쪽만 사용했던 근육과 인대를 풀어주는 운동이 필요해요. 물론 과도하게 회전을 하거나 급하게 허리를 숙이는 행동은 피하셔야 합니다. 스윙을 할 때 발뒤꿈치를 약간 들어 올려 체중을 이동하면 허리로 가는 스트레스를 줄일 수 있습니다. 아, 그리고 골프백을 들 때도 한쪽 팔로만 들거나 메지 말고 번갈아가면서 메는 것이 좋습니다.

골퍼의 직업병 천장관절증후군, 어떻게 관리해야 할까?

천장관절은 골반을 구성하는 뼈인 천골과 장골이 이루는 관절이다. 이 관절은 보통 주위 인대와 근육에 의해 견고하게 결합되어 있어 문제를 일으키지 않지만, 관절이 어긋나거나 흔들릴 경우 주위 인대와 근육에 영향을 줘 통증이 발생한다.

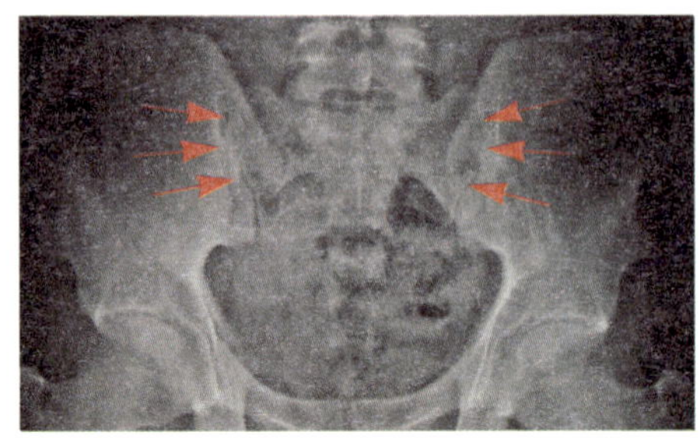

천장관절증후군에 걸렸다면 일단 휴식을 취해서 관절의 강직을 풀어줘야 한다. 통증이 있는데도 불구하고 무리하게 라운드를 하거나 계속 움직이면 관절이 더욱 악화되기 때문이다. 통증 완화를 위해서는 얼음찜질을 하거나 다리 밑에 20~30센티미터 높이의 쿠션을 받치고 누워

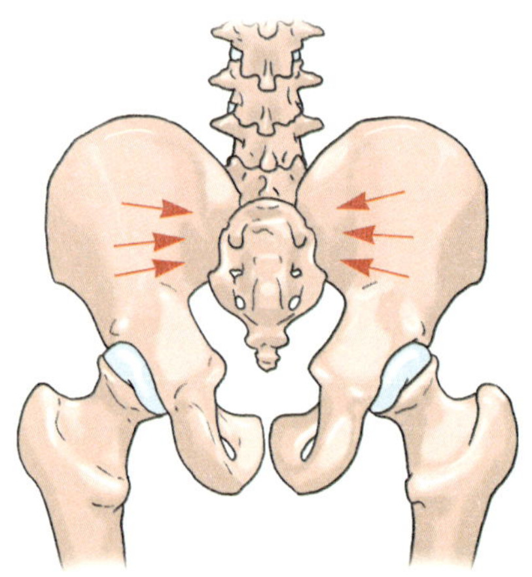

〈천장관절〉

있는 것도 도움이 된다. 일반적으로는 물리치료나 진통제 등으로 치료가 가능하지만 통증이 석 달 이상 증상이 지속된다면 천장관절낭 주사요법을 실시하거나 체외충격파, 레이저 치료를 시행한다.

무엇보다 중요한 것은 승부에 연연하지 않고 자신의 허리 상태에 맞게 플레이를 해야 한다는 사실임을 잊지 말자.

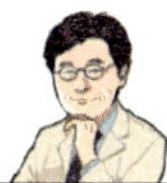

골퍼 여러분, 자신의 척추를 한번 진단해보세요

골프는 좋은 운동이지만 스트레칭을 제대로 하지 않고 과도하게 스윙을 할 경우 척추에 부담이 되는 운동이기도 합니다. 그렇기 때문에 요통이 종종 발생하죠. 대부분은 1주일 정도 지나면 통증이 사라지지만 그대로 방치하면 위험해질 수도 있어요. 그러니 미리 자신의 몸 상태를 체크하고 이상증상이 발견될 경우 병원을 찾는 것이 바람직합니다.

자, 그럼 아래 문항을 읽고 자신에게 해당되는 부분에 체크해보세요. 8개 이상 해당되면 주저하지 말고 바로 병원을 찾아야 합니다.

1. 라운드를 하는 도중 다리가 당기고 아픈 적이 많다. (   )

2. 볼을 집으려고 허리를 굽힐 때 갑작스런 통증이 느껴진다. (   )

3. 한쪽 다리가 저리고 감각이 둔한 부분이 있다. (   )

4. 다리에 쥐가 잘 난다. (   )

5. 체중 이동에 문제가 있어 훅이 자주 발생한다. (   )

6. 스윙 후 어깨가 뻐근하고 잘 뭉치는 편이다. (   )

7. 스윙 때 어깨 관절이 뻣뻣하게 굳고 통증이 발생한다. (   )

8. 스윙을 할 때 팔꿈치가 욱신거린다. (   )

9. 스윙을 할 때 무릎의 안쪽이나 바깥쪽에 통증이 느껴진다. (   )

10. 스윙을 할 때 무릎이 불안정하게 흔들린다. (   )

11. 백스윙의 정점에서 팔을 들어 올리면 삐끗하는 느낌이 든다. (   )

12. 퍼팅라인을 앉아서 보기가 힘들다. (   )

13. 팔로우 스루 시에 허리 통증이 발생한다. (   )

14. 어드레스를 할 때 등이 긴장되는 느낌을 받는다. (   )

15. 샤워할 때 목 뒤나 어깨 뒤를 씻기가 힘들다. (   )

16. 라운드 후 며칠을 푹 쉬었는데도 피로가 사라지지 않는다. (   )

17. 목 스트레칭을 하고 나면 뒷목이 뻣뻣하고 통증이 느껴진다. (   )

수술은
최후의 방법입니다

이 선수 : 원장님. 척추 질환에 있어서 가장 바람직한 치료방법이 올바른 자세 취하기와 꾸준한 운동이라는 점은 알겠는데요, 만약 증세가 많이 악화되어 이 정도만으로 교정이 불가능할 때는 어떤 치료법을 택해야 할까요?

박 원장 : 치료는 너무도 많은 종류와 방법이 있어서 전부 다 설명해드리기는 힘들 것 같고……. 일단 제가 말씀드리고 싶은 것은 디스크로 판명이 나면 대부분의 환자들이 수술을 말씀하시는데, 이는 최후의 방법이라는 거예요. 물론 요통이 반복적으로 재발하거나 요실금, 마비 등의 증상이 동반될 때는 반드시 수술을 받아야 하지만 일반적으로는 약물과 물리치료 같은 비수술적 방법이 원칙이에요.

이 선수 : 약물, 물리치료에 소요되는 시간이 워낙 길기 때문에 수술을 선호하는 거겠죠?

박 원장 : 그렇죠. 망가지는 데 수십 년이 걸렸으면서 치료는 몇 시간 만에 이루어지기를 바라는 거죠. 하지만 생각만큼 시간이 오래 걸리는 건 아니에요. 보통 물리치료를 시작하면 목디스크 환자의 70~80퍼센트는 짧게는

2주, 길게는 2개월 사이에 증상이 좋아집니다. 돌출된 추간판의 신경 잠식률이 80퍼센트 이하라면 이런 물리치료만으로도 충분히 치료가 가능해요. 비수술요법을 3개월 정도 받아본 후, 그래도 증상이 호전되지 않는다면 다시 정밀검사를 거쳐서 수술 여부를 결정하는 것이 바람직하다고 봅니다.

이 선수 : 운동이나 물리치료만으로도 치료가 가능하다는 말씀이죠?

박 원장 : 그럼요. 대부분의 척추전문병원은 척추운동센터를 두고 운동요법을 진행합니다. 우리 병원에서도 다양한 척추운동 치료법을 시행하고 있습니다. 허리 주변 근육을 강화시키고 신경이 지나가는 추간공을 넓혀주는 운동이죠. 요통의 80퍼센트 이상은 척추 자체에 문제가 있는 게 아니라 주변 근육이 약해지기 때문에 발생하는 것이거든요.

이 선수 : 허리디스크 환자 대상 운동인가 봐요. 사실 혼자 운동을 하려고 하면 올바른 자세를 잡기도 힘들고, 경과도 알 수가 없어서 오래 하지 않게 되더라고요.

박 원장 : 네. 초기 디스크 질환 환자도 만성 환자처럼 급성기가 지나면 이 운동을 해야 재발을 막을 수가 있어요. 허리굴곡과 신전을 컴퓨터화하고 안전장치를 부착해서 이용을 하니까 결과가 눈으로 보여서 더 좋지요. 1주일에 두 번 정도만 하면 되니 다른 운동에 비해 투자하는 시간도 짧은 편이고요.

이 선수 : 걷기 운동보다 더 쉬워 보이는데요? 하하하.

박 원장 : 가장 좋은 것은 운동을 좋아하게 되는 거예요. 90세가 넘는 노인들을 대상으로 조사한 결과 꾸준한 운동과 소식을 병행하는 사람들이 많았

다고 합니다. 운동이 그만큼 좋은 거죠. 운동치료는 미국 등지에서도 많이 시행되고 있을 정도로 척추질환의 대표적인 치료방법으로 자리를 잡았습니다. 요통 재발에 아주 효과가 뛰어나다는 인정도 받았어요.

이 선수 : 미국에 척추질환 환자가 많나 봐요?

박 원장 : 맞아요. 왜 그럴까요? 이 선수가 한번 맞춰보세요.

이 선수 : 흠……. 힌트 좀 주세요.

박 원장 : 햄버거, 샌드위치, 포테이토, 피자와도 많은 연관이 있어요.

이 선수 : 아! 비만요?

박 원장 : 그렇죠. 미국은 비만 환자가 가장 많은 나라 중 하나에요. 척추에게 비만은 최고의 적이에요. 허리와 무릎을 약하게 만들거든요.

이 선수 : 살이 너무 쪄서 의자에서 일어나지도 못하는 사람을 TV에서 본 적이 있어요.

박 원장 : 다리가 상체를 지탱해줘야 하는데, 허용 무게를 초과하니까 일어설 수가 없는 거예요. 일어서도 무릎이나 허리를 크게 다칠 거예요. 초고도 비만 환자는 빨리 치료하지 않으면 오래 살 수가 없어요. 미국에는 이런 비만 환자가 매년 늘어나는 추세니까 그만큼 척추 치료에 대한 관심과 치료방법에 대한 연구도 많은 편이죠. 운동부족으로 인한 비만 환자의 경우 갑자기 심한 운동을 하게 되면 척추에 무리가 가거든요. 운동치료를 시행하면 척추에 안정감을 주는 동시에 운동으로 근육을 강화시키니 통증이 눈에 띄게 사라져요. 자세를 교정하고, 척추근력을 강화하고, 담당자가 철저하게 운동지도를 하면 몸무게도 점차 줄어들죠.

이 선수 : 이런 과정을 다 생략하고 바로 수술을 원하시는 분도 많죠?

박 원장 : 네. 실제로 우리나라 척추 수술은 점차 증가하는 추세예요. 노인 인구가 증가하고 있고, 이제는 통증을 참지 않고 극복하고 싶어 하는 분들이 많거든요. 하지만 수술은 꼭 필요한 경우에만 해야 합니다. 또한 수술은 수술 전보다 수술 후 관리가 훨씬 중요해요. 관리를 제대로 하지 않을 경우 디스크가 재발하게 되거든요. 수술 후 병원 내 운동센터에서 꾸준히 재활 치료를 받은 환자들의 경우는 거의 90퍼센트가 완치되었어요. 그렇게 관리만 잘해주면 1년 이내에 건강한 허리를 갖게 됩니다. 제가 늘 수술 후 운동을 하지 않으면 근육이 단련되지 않아 다시 허리가 약해진다고 말씀드리는데, 이를 무시하고 내내 누워서 지내는 환자들도 있어요. 물론 예후가 좋지 않죠.

이 선수 : 수술이 예전에 비해 상당히 간단해졌다고 하던데……. 매년 새로운 수술법이 나온다 그러더라고요?

박 원장 : 기술은 매년 새롭게 발전하니까요. 레이저내시경 수술, 고주파디스크 열치료술, 수핵성형술 등 획기적인 방법이 많이 생겼죠. 이 덕분에 수술시간, 합병증, 출혈 위험 등을 많이 줄일 수 있게 됐어요.

이 선수 : 이름도 처음 들어보는 게 많네요. 일반인들은 그런 수술에 대해 제대로 알 기회가 별로 없어요. 신문이나 잡지를 통해서 알거나 주위 사람들한테 소개를 받는 게 대부분인데, 이것도 100퍼센트 신뢰하기는 힘든 것 같아요.

박 원장 : 가장 정확한 것은 믿을 만한 의사와 상의하는 거죠. '바쁜 의사에게 진료받은 환자의 생존율이 높다' 라는 말이 있어요. 바쁘다는 것은 그만큼 인지도가 높고 치료를 잘한다는 의미겠죠? 모든 병이 마찬가지예요. 신

기술이 도입되었다 해서 우르르 몰려가는 것보다는 의사와 상담하고 결정하는 게 좋아요. 실제로 치료에 사용된 기계 중에 몇 년 있다가 흔적도 없이 사라지는 경우가 많아요. 신기술은 그 전 기술의 단점을 보완해서 탄생된 기술이라 상당히 매력적이긴 하지만 충분한 검증 시간이 부족하다는 반증도 되거근요.

이 선수 : 선생님 말씀대로 좋은 의사를 선택하는 것이 중요하지 수술 방법을 고르는 것은 아닌 것 같아요. 병원에 따라서 권하는 수술방법이나 치료방법도 각각 다를 테니까요.

박 원장 : 기본적인 태도는 비슷할 거예요. 처음부터 수술을 권유하는 병원은 솔직히 신뢰도가 좀 떨어지죠. 아, 물론 운동마비 증상이 있는 경우나 종양이 있는 경우는 예외입니다. 수술을 권유받았다면 다른 병원에서 의견을 구해보는 게 좋을 것 같습니다.

디스크 수술은 반드시 필요한 경우에만

디스크 수술은 필수일까? 그렇지 않다. 디스크 환자의 대부분은 운동이나 약물 등의 보존적 치료만으로도 충분히 치료가 가능하다. 요통의 치료방법에는 신경치료, 국소주사, 요천추부보조기, 척추교정, 운동요법 등 보존적 치료와 수술적 치료가 있다. 이 가운데 최근 가장 많이 사용하는 신경치료는 신경이 나오는 부위를 찾아내서 직접 약물을 주사하는 방법이다. 입으로 복용하는 약물은 아무리 효과가 좋아도 전신으로 퍼져나가기 때문에 실제로 필요한 부위에 도달하는 양은 극히 일부분이다. 신경에 직접 주사하는 신경치료는 최소의 약물로 최대의 효과를 얻을 수 있다.

보존적 치료의 최대 단점은 치료기간이 상당히 길다는 점이다. 짧게는 1개월, 길게는 1년 이상 걸리는 경우도 있으므로 직장인에게는 부담이 된다. 이런 이유 때문에 수술적 치료를 원하는 경우도 많다. 또, 보존적 치료를 6주 정도 거친 후에도 통증이 줄어들지 않거나 괄약근 이상증상 발생, 발가락 마비증상, 발목운동 마비증상, 4주 이상의 비수술적 치료에 반응이 없는 경우, 재발성의 심한 요통이나 방사통이 나타날 때는 수술을 해야 한다.

수술법도 점차 발전해서 예전처럼 많은 시간을 필요로 하지 않으며, 회복기간도 빠른 편이다. 수술 방법으로는 현미경을 이용한 미세디스크 제거술, 내시경을 이용한 디스크 제거술이 있다.

내시경적 디스크 제거술은 흉터를 최소화한 최첨단 시술법으로 전신마취를 할 필요가 없으며 수술 후 회복이 빠르다는 것이 최고의 장점이다. 수혈도 필요없고 재발률이 현저히 낮다. 약 3~5밀리미터 정도의 피부를 절개한 후 허리정중앙 혹은 옆구리를 통해 모니터와 특수 엑스레이 투시기를 보면서 탈출된 디스크를 제거하고 신경 감압이 가능하므로 기존의 절개술에 비해 불필요한 근육, 인대, 뼈 조직의 절제가 필요없다. 하지만 모든 디스크 수술이 내시경으로 가능한 것은 아니다. 디스크가 심하게 터져 흘러 내려온 경우나 석회화된 디스크의 경우에는 현미경을 이용한 미세디스크 제거술을 해야 한다.

척추에 대해
잘못 알고 있는 몇 가지

허리 통증으로 병원을 찾는 사람들 가운데 잘못된 정보 때문에 허리의 상태를 더 악화시키는 경우가 많다. 잘못 알고 있는 정보들만 제대로 걸러내도 위험에 빠진 허리를 어느 정도 보호할 수 있다. 자신의 상식 정도를 체크해 보자.

목디스크 탈출증은 통증을 수반한다?

사람들은 감기에 걸리면 감기약을 먹는다. 하지만 비타민이 감기 예방에 좋다고 이야기해도 감기에 걸리기 전까지는 별로 신경을 쓰지 않는다. 마찬가지로, 피부 속에 감추어진 척추는 더더욱 위험하다. 살짝 통증이 있어도 대수롭지 않게 넘기는 사람이 대부분이고, 증상이 심해진 이후에야 병원을 찾기 때문이다. 그렇다면 디스크탈출증이란 반드시 목의 통증을 수반하는 것일까? **대답은 NO다.**

건강한 경추는 알파벳 C자와 닮았다. 적당히 곡선을 유지해야 움직이는 데 무리가 없다. 그렇지만 컴퓨터나 오락기, 휴대전화 때문에 현대인들은 목을 쭉 내밀고 보내는 시간이 예전에 비해 많이 늘어났다. 그래서 점점 목의 곡선이 퍼져서 일직선을 이루게 된다. 이것을 '일자목' 이라고 한다. 목뼈가 이처럼 일직선을 이루면 머리의 무게를 분산시키지 못해서 근육이 부담을 안게 되고, 심하면 디스크로 이어진다.

놀라운 것은 일자목의 경우 디스크에 이를 때까지 증상이 거의 나타나지 않는다는 점이다. 가벼운 두통이나 등 뒤의 통증으로 병원을 찾았다가 디스크 판정을 받고 황당해하는 사람도 상당수다. 목 통증 없이 손과 팔만 저린 증상을 유발하는 경우도 있다. 그러므로 평소 자신의 자세를 돌아보고 목줄기 근육이 지나치게 뻣뻣하거나 두통이 잦아진다면 병원을 찾아 검사를 받아보는 것이 좋다.

디스크는 수술이 최선이다?

수술은 상당한 회복기간이 필요하므로 되도록 마지막 해결방법으로 남겨놓는 것이 좋다. 척추 역시 마찬가지다. 꼭 수술을 받아야 하는 사람도 있지만 수술 없이 치료할 수 있는 방법도 많다. 한두 번의 치료로 뚝딱 낫는 것이 아니고 꾸준한 치료가 필요하다. 다소의 신경 압박이 있더라도 신경주사치료, 약물요법, 물리치료, 침치료 등의 방법만으로도 90퍼센트 이상의 환자가 2개월 정도면 증상이 호전된다. 이 과정을 거친 후에도 마비증상이 나타나거나 통증이 가시지 않을 경우에는 수술을 받아야 한다.

비만을 극복하는 방법은 식습관과 생활습관을 바꾸는 것임을 잘 알고 있으면서도 지방흡입술로 한방에 해결하려는 '빨리빨리 정신' 이 이와 같은 선입견을 만든 것이 아닌가 하는 생각도 든다.

하지만 지방흡입술을 통해 아무리 많은 지방을 제거해도 생활습관이 바꿔지 않으면 몸은 금세 예전 상태로 되돌아간다는 사실을 우리는 익히 알고 있다. 척추 역시 마찬가지다. 통증이 사라졌다는 사실에 기뻐하면서 생활습관을 고치지 않으면 머지않아 통증은 다시 찾아온다.

50대에 찾아온 어깨 통증, 분명 오십견이다?

50세 전후로 어깨 결림이나 통증이 생기면 사람들은 대부분 오십견을 먼저 떠올린다. 오십견은 나이가 들면서 어깨를 제대로 움직이지 못하고 팔을 들어 올릴 수 없을 만큼 통증이 극심해지는 증상을 말한다. 그런데, 많은 사람들은 나이가 들면 누구나 겪는 것으로 스스로 진단하고 적당한 치료를 받는 데 그친다.

하지만 가장 위험한 것이 바로 이런 부분이다. 진단은 병원에서 의사가 하는 것이지, 환자가 집에서 하는 것이 아니다. 어설픈 지식으로 엑스레이조차 찍지 않고 자기 마음대로 판단하고 치료를 하면 오히려 병을 악화시키는 결과를 불러온다.

목디스크가 의심될 경우에는 엑스레이 검사와 CT 검사, MRI 검사 등을 받아야 한다. 목뼈의 전체적인 구조와 안정성 여부를 확인하기 위해서는 엑스레이 촬영이 기본이다. 신경의 압박 여부를 확인하기 위해서는 MRI 검사를 한다. 목뼈 표면에 자라난 불필요한 뼈인 가시뼈 돌출에 의한 신경관이나 신경공 협착 여부를 확인하기 위해서 간혹 CT 검사가 진행되기도 한다. 이런 검사로도 진단이 어려울 때는 신경을 싸고 있는 막 안에 약물을 투입한 뒤 이를 촬영하는 신경조영술을 실시하기도 한다. 이밖에 환자의 상태에 따라 골밀도 측정 등으로 검진을 한다.

물론 가장 기본적인 것은 담당의가 손끝으로 증상을 진단하는 것이다. 목뼈의 뒷부분을 손가락으로 훑어가며 비뚤어진 부위를 찾아내고 목의 가동 범위, 통증 양상, 신경학적 증상 등을 체크하면 어느 정도 확인이 가능하다.

오십견 증상은 어깨의 회전근개 손상 및 목디스크와 흡사해서 때로는 전문의라도 정확하게 잡아내지 못하는 경우가 있다. 실제로 환자 가운데 15퍼센트는 목디스크를 동시에 앓고 있으며, 병원을 찾지 않는 사람이 병원을 찾는 사람보다 훨씬 많다. 오십견 치료를 두 달 이상 진행했음에도 불구하고 통증이 나아지지 않고 계속 팔을 들어올리기 힘들다면 어깨관절과 목에 대한 정밀검사를 받아보는 것이 좋다.

척추 치료를 위해서는 편히 안정을 취해야 한다?

척추 치료나 수술 후 무조건 누워서 안정을 취하는 것은 바람직하지 않다. 1주일이라도 누워만 있으면 골밀도가 줄어들고 척수에서 근육 억제 반사작용이 생겨 허리근육이 위축되기 때문이다. 수술이 아무리 잘 돼도 척추가 건강해지는 운동을 하지 않고 누워서 안정만 취하면 평생 보조기를 차야 할 수도 있다.

물론 초기에 운동을 하면 통증이 있지만 꾸준한 운동을 하는 환자는 재발이 드물다. 하다못해 당장 안정을 취해야 한다고 알려져 있는 급성요통의 경우에도 사흘 동안 누워만 있는 것은 좋지 않다. 늦어도 2주일 후에는 허리근육 강화 운동을 시작해야 만성요통으로 고착되는 것을 막을 수 있다. 조기 운동, 조기 활동은 그만큼 중요하다.

디스크 수술은 재발 확률이 높다?

디스크로 인한 요통과 좌골 신경통 환자의 90퍼센트는 수술을 받지 않고 약물치료나 물리치료만으로도 충분히 치료가 가능하다. 물론 수술이 필요한 경우도 있다. 그런데 수술에 대한 인식이 부정적이라 수술을 기피하는 환자들도 있다. 가장 흔한 오해는 디스크 수술은 재발 확률이 높다는 것이다. 그러나 실제 스웨덴에서 시행된 조사에 의하면 수술의 경우 재발 확률은 3퍼센트밖에 되지 않았다. 윌스기념병원의 통계에서는 재발률이 1퍼센트 미만으로 조사되었다.

수술을 받으면 허리를 아예 못쓰게 되거나 운동을 전혀 못하게 되는 것이 아닌가 걱정을 하는 사람도 많다. 하지만 이 역시 잘못된 생각이다. 수술을 받고 관리를 잘하면 전보다 훨씬 좋은 척추를 가질 수 있다. 잘못된 정보에 동요하지 말고 담당 의사와 충분히 상의한 다음 몸 관리에 신경을 기울이는 것이 바람직한 태도다.

원래 척추질환은 위급한 상황이 아니면 비수술적인 보존요법으로 치료하고 경과를 지켜보는 것이 일반적이다. 문제는 이런 방법으로 치료가 불가능한 환자들이다. 대개는 수술을 하지 않고는 해결될 수 없는 척추 이상을 갖고 있는 환자들인데, 수술에 대한 거부감과 두려움으로 짧게는 1년 길게는 10년까지 고통을 받으면서도 수술을 거부하는 경우를 종종 보게 된다. 허리가 아프다고 수술부터 고려하는 것도 무모한 생각이지만 반드시 수술이 필요한 환자임에도 불구하고 수술이 위험하다고 생각하고 고통 속에서 살아갈 필요는 없다. 수술을 지나치게 미루면 압박된 신경 자체에 손상이 남아서 수술 후에도 통증을 느낄 수 있다.

장거리 운전에는 허리받침 쿠션이 좋다?

추석이나 설날 등 귀향길에 나선 사람들은 대부분 5~6시간 정도 장시간 운전을 하게 된다. 오랜 시간 운전을 하면 근육이나 인대가 손상을 입을 확률이 높아지므로 미리 근육 피해를 최소화시킬 도구들을 준비하는 것이 바람직하다. 같은 자세를 오랫동안 지속할 경우 요통이 발생하므로 허리쿠션이나 머리쿠션 등을 준비하는 사람이 많은데, 허리쿠션은 허리에 오히려 무리가 된다. 차라리 한 시간에 한 번씩 차를 멈추고 타월을 이용해서 스트레칭을 하는 것이 바람직하다.

발목을 3초 동안 위로 굽혔다가 3초 동안 아래로 펴는 동작을 취하면 근육을 어느 정도 풀어줄 수 있다. 여성의 경우 다리가 붓거나 혈액이 응고되는 혈전증 예방을 위해 탄력 스타킹을 신어주는 것이 도움이 된다.

등을 꼿꼿하게 편 자세가 좋은 자세다?

척추 질환 예방에 가장 좋은 것이 바른 자세라는 점은 앞에서도 계속 말한 바 있다. 그렇다면 바른 자세란 어떤 것일까? 허리를 꼿꼿하게 펴고 힘차게 걷는 자세라고 생각하기 쉽지만 사실은 그렇지 않다. 등을 완전히 펴고 90도 각도로 앉은 자세는 오히려 허리에 부담을 준다. 가장 좋은 자세는 135도 정도로 약간 비스듬히 기댄 자세다. 이렇게 앉을 경우 척추 디스크와 근육에 가해지는 부담이 가장 적다. 앞으로 구부린 자세 역시 디스크의 높이를 감소시켜 척추 하단의 손상이 발생할 위험이 크다.

앉아서 쉴 때에는 살짝 뒤로 기대는 것이 척추 휴식에 좋다. 공부를 하거나 컴퓨터를 사용할 때는 앞으로 허리를 숙이는 자세보다는 90도로 세우는 것이 좋다.

나무에 등을 치는 운동이 척추에 좋다?

공원이나 약수터에 가면 나무에 등을 대고 소리가 날 만큼 세게 부딪치는 사람들을 많이 보게 된다. 마사지 요법과 비슷해서 허리와 등 근육의 피로를 줄이는 데 효과가 있다고 알려진 운동이다. 실제로 이렇게 등을 부딪치면 허리가 시원한 느낌이 있다. 하지만 이런 동작은 의학적으로 검증되지 않았을 뿐 아니라 등에 직접 충격을 가하게 되므로 근육통이나 근육염증, 척추압박골절, 탈골 등의 손상을 일으킬 수 있다. 실험 결과 근육 활성도가 높아지긴 했지만 그만큼 근육 피로도도 같이 증가했다. 무엇보다 나이가 많은 노약자나 골다공증이 있는 사람들은 골절이나 탈골 등의 부상을 불러올 수도 있는 동작이므로 삼가는 것이 좋다.

그래도 마사지 효과를 위해 등치기를 하고 싶다면 척추뼈가 있는 부위를 제외하고 양쪽 등을 번갈아가며 가볍게 부딪치는 정도를 권한다.

허리가 좋지 않다면 푹신한 침대는 피해야 한다?

요통 환자 가운데 딱딱한 바닥이 좋다고 해서 돌침대나 옥침대 등을 이용하는 사람이 많다. 하지만 너무 물렁한 매트리스가 좋지 않은 것은 사실이지만 딱딱한 바닥에서 잠을 자는 것 역시 허리에 무리가 된다. 척추에 가장 좋은 잠자리는 척추가 편안하게 휴식을 취할 수 있는 곳이다. 지나치게 딱딱한 매트리스보다는 자세의 변형에 따라서 굴곡을 원만하게 유지해주는 쿠션감이 있는 일반적인 매트리스가 좋다. 메모리폼이나 라텍스 제품도 허리의 곡선을 유지해주므로 괜찮다.

무엇보다 중요한 것은 눕는 자세다. 바로 누울 때는 무릎을 굽히고 그 밑에 베개를 끼워 척추를 편안하게 유지해주는 것이 좋다. 옆으로 눕는 자세는 척추가 한쪽으로 휘어지게 되므로 권하지 않지만 같은 자세로만 잠을 자기는 불가능한 것이 사실이다. 이럴 때는 무릎 사이에 베개를 끼우면 어느 정도 굴곡을 유지할 수 있다.

허리가 삐끗했을 때는 온찜질 팩이 좋다?

사우나나 찜질방에서 피로를 푸는 사람이 많은 우리나라에서는 허리에 통증이 생겼을 때 온찜질 팩으로 찜질을 하는 경우가 많다. 하지만 허리를 삐끗하는 등의 급성요통이 생겼을 때는 냉찜질을 해야 한다. 허리 주변 인대나 근육에 염증이 발생한 것이기 때문에 지혈과 부종 억제가 가장 중요하다. 냉찜질은 혈관을 수축시켜 지혈효과가 탁월하지만 온찜질은 오히려 혈액순환을 원활하게 하므로 부종이 더 악화될 수 있다. 응급처치를 한 후 어느 정도 통증이 줄어들면 병원을 찾아 뼈에 이상이 없는지 확인하는 것이 좋다.

반면에 만성요통인 경우에는 혈액순환을 좋게 해주는 온찜질이 좋다. 따라자 급성 증상이 완화된 이후라면 온찜질도 상관없다.

컴퓨터를 오래 할 경우 발생하는 팔꿈치터널증후군

척골신경압박증후군이라 불리는 팔꿈치터널증후군은 수근관증후군에 이어 두 번째로 흔한 말초신경압박증후군이다. 팔꿈치의 반복적인 운동, 어린 시절 팔꿈치의 골절로 인한 외상, 장시간의 팔꿈치 굴곡이나 혹(종괴)에 의한 직접적인 압박 등 다양한 원인에 의해서 발생한다. 또 습관적으로 팔베개를 하고 자는 경우, 컴퓨터 작업 시 팔꿈치 관절을 너무 굽힌 자세를 취할 경우 발생빈도가 높아진다.

팔꿈치의 통증과 함께 제4, 5수지의 손저림과 이상감각, 통증이 나타나며, 제4, 5수지가 굽어서 잘 펴지지 않고 엄지손가락과 다른 손가락으로 물건을 쥘 때 힘이 약해지는 게 대표적인 증상이다. 또한 손가락을 편 상태에서 손가락이 중간으로 잘 모아지지 않는 증상이 생긴다.

팔꿈치에 신경이 지나는 통로(터널)가 좁아지면 척골신경이 눌려서 팔꿈치터널증후군을 유발한다.

팔꿈치터널증후군이 발병했을 때는 팔꿈치를 과하게 굽히는 자세를 피하는 등 생활습관을 바꾸는 것이 중요하다. 이외에도 진통소염제를 복용하거나 국소 스테로이드 주사를 맞는 방법 등이 있다. 비수술적 치료로 증상 호전이 없는 경우 또는 신경압박이 진행된 경우에는 수술을 고려해야 한다.

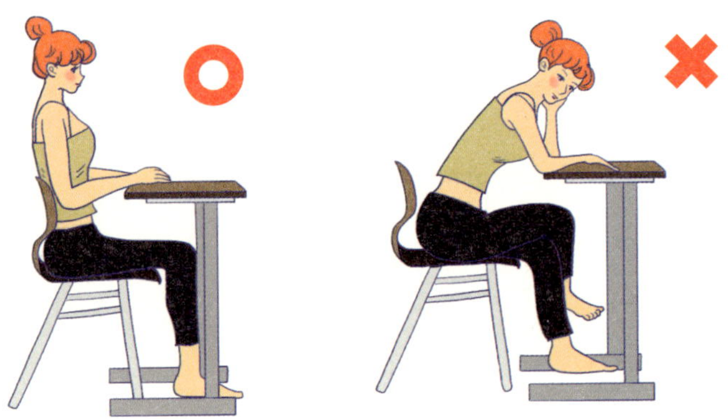

〈올바른 책상 자세〉

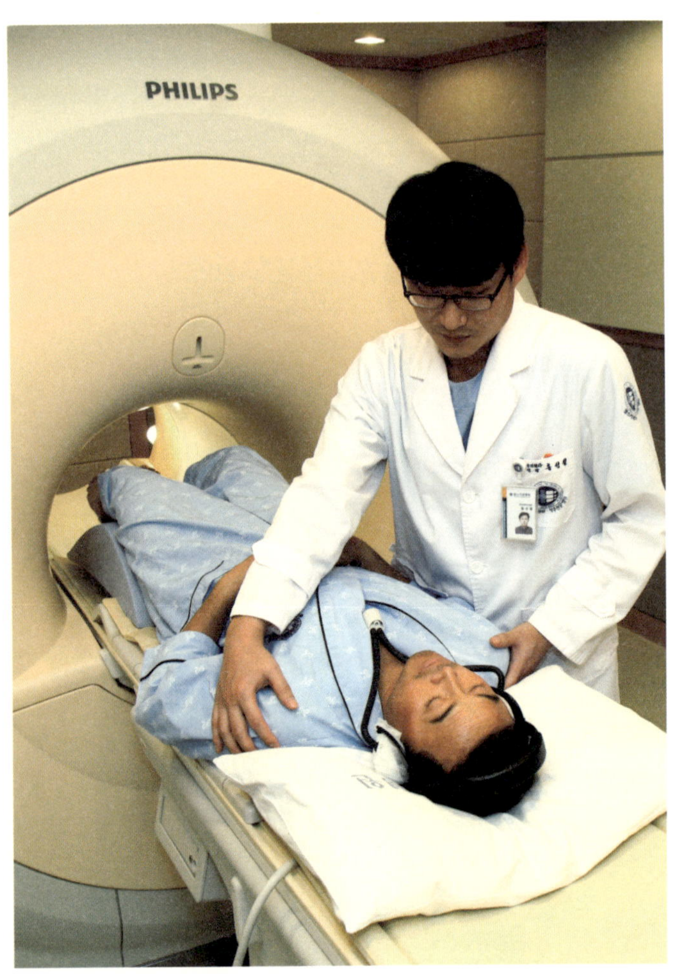

part5

토크 에세이 '치료일지'

척추 건강은 올바른 자세에서부터

병원을 찾는 이들의 대다수는 병을 키워서 온다. 자그마한 질병에도 겁을 먹는 소심증 환자도 문제지만 이렇게 병을 키워서 병원을 방문하는 사람들을 보면 안타까움이 크다. 조금 일찍 진료를 받았으면 충분히 고칠 수 있는 병을 너무 오랫동안 방치해두는 바람에 척추뿐 아니라 다른 내장기관의 건강도 심각하게 손상되어 있는 경우가 많기 때문이다.

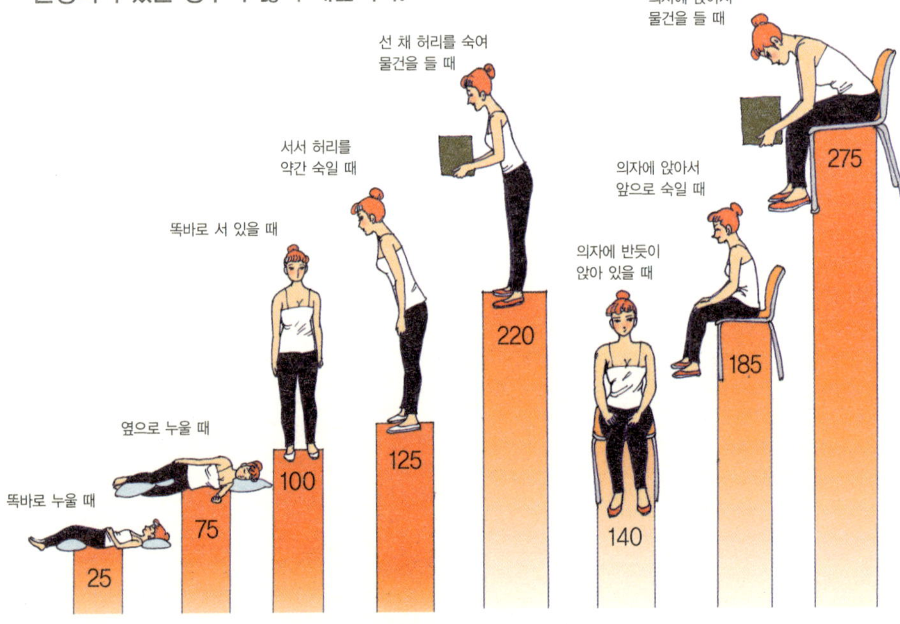

〈자세별 허리에 실리는 무게〉

허리디스크의 가장 큰 원인은 나쁜 자세다. 디스크는 자세만 바르게 유지해도 충분히 예방할 수 있는 병이다. 어떤 상황에서든 제대로 자세만 잡혀 있다면 척추는 큰 손상을 받지 않기 때문이다.

어떤 상황에서 어떤 자세를 취하는 것이 가장 좋은지 알아보고, 지금이라도 조금씩 실천한다면 100세까지 건강하게 살 수 있다는 점을 반드시 기억하자.

컴퓨터 작업할 때

일단 자신의 키에 맞는 의자를 선택하는 게 중요하다. 허리 굴곡을 살리는 디자인이 좋고, 등받침과 팔걸이는 필수다. 양발을 11자로 바닥에 디뎠을 때 편안하게 닿는 의자가 자신에게 맞는 높이다. 어린이들의 경우, 높이를 조절한 뒤에도 발이 바닥에 닿지 않는다면 발판이나 책을 이용해서 발을 받치도록 한다. 의자에 앉을 때는 엉덩이를 의자 깊숙이 넣고 등을 곧게 펴서 등받이에 기댄다. 허벅지와 종아리의 이상적인 각도인 90~105도를 유지하도록 한다. 컴퓨터 모니터는 정면에서 봐야 하며, 화면 높이가 눈높이보다 15~20도 가량 낮게, 약간 아래쪽을 바라보는 정도가 좋다. 화면과 눈과의 거리는 40~60센티미터를 유지한다. 팔꿈치 각도는 90도가 이상적이다.

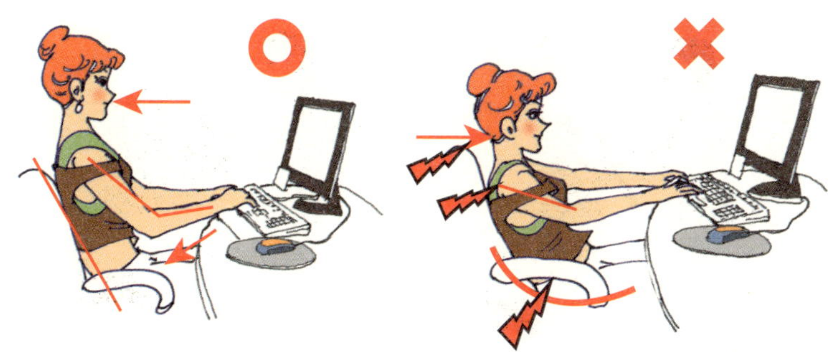

　푹신한 좌석은 허리 하중을 두 배나 증가시키므로 되도록 단단한 방석을 선택한다. 시트에 엉덩이를 밀착시키고 등받이에 편안히 기댄 자세에서 운전대를 잡았을 때 팔의 각도는 170도를 유지하고 등받이 각도는 100~110도 정도 뒤로 젖혀진 것이 이상적이다. 페달을 끝까지 밟아도 무릎이 펴지지 않을 만큼 거리를 확보해야 하며, 발 밑에 장애물을 두는 것은 피해야 한다. 핸들은 10시와 2시 방향으로 잡는 것이 가장 좋다. 멋을 내느라 한 손으로 운전하면 척추가 휠 가능성이 높아지며 핸들을 너무 바싹 잡으면 어깨 근육이 긴장하게 되어 오랜 시간 운전을 하기 힘들다. 안전띠는 반드시 가슴뼈 부위에 위치하도록 할 것. 배에 걸치면 차량 충돌 시 장파열 등의 복부 손상이 발생할 수 있다.

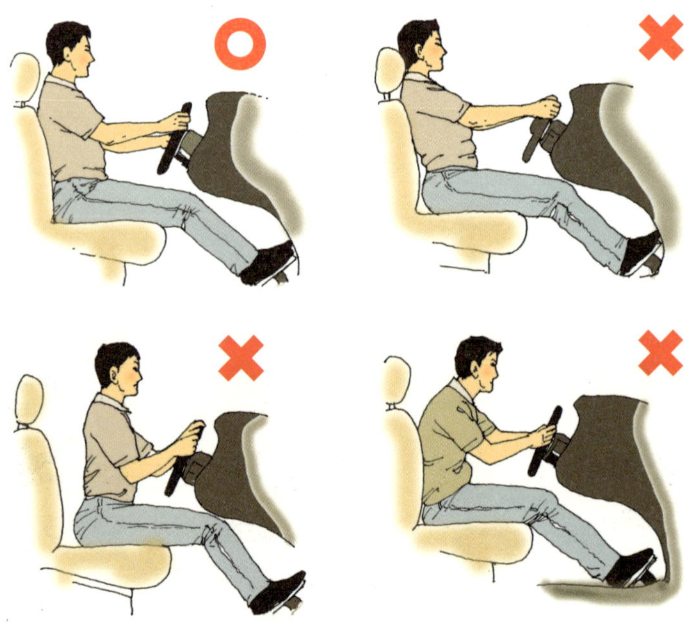

잠자는 자세

　가장 이상적인 자세는 천장을 보고 똑바로 누워서 자는 것이다. 옆으로 누워서 자는 것은 척추가 휘게 되므로 좋지 않다. 하지만 옆으로 누워서 자는 것이 편하다면 어깨와 목 사이의 공간을 메워줄 만큼 베개를 높여서 베고, 다리 사이에 베개 하나를 끼는 것이 좋다. 한 자세만으로 잠을 자는 것이 아니므로 자신이 가장 많이 취하는 자세가 어떤 것인지 살펴본 뒤 몸에 맞는 베개를 골라야 한다. 따라서 압력에 따라 높낮이가 달라지는 베개가 가장 이상적이다. 엎드려서 잘 때는 베개를 베지 않는 것이 좋다. 얼굴 밑에 베개를 두고 목을 옆으로 돌리면 목이 비틀어져서 경추 통증이 생길 수 있기 때문이다.

　부부 금슬에는 좋지만 척추에게는 안 좋은 습관이 바로 팔베개다. 자칫 목디스크의 원인이 될 수 있으므로 주의해야 한다. 팔베개 자세를 여섯 시간 이상 지속하면 근육에 무리가 갈 뿐 아니라 목뼈가 비뚤어질 가능성도 높아진다.

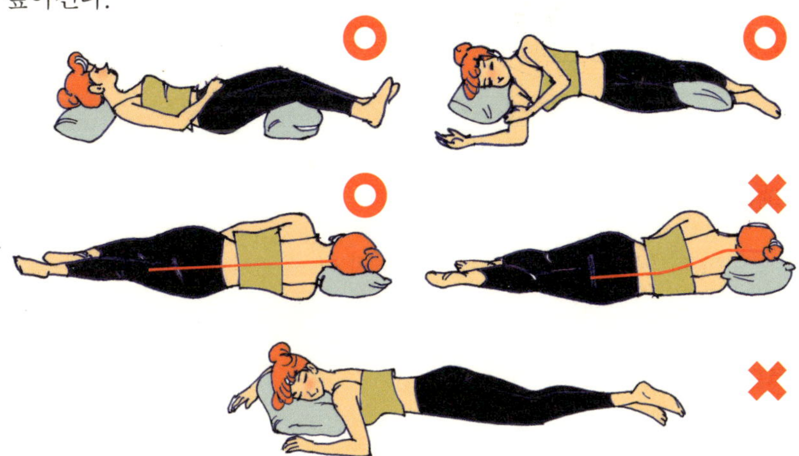

신호를 기다리거나 서 있는 자세

어깨를 곧게 펴서 어깨 중앙과 무릎 중간, 발목, 복숭아뼈가 일직선을 유지하도록 한다. 신호등 앞에서처럼 잠시 서 있을 경우에는 한 발을 앞으로 내민 다음 무릎을 약간 구부리는 것이 좋다. 지나치게 온몸에 힘을 주면 근육도 긴장하게 되고, 척추에도 부담이 전해진다. 오랫동안 서 있어야 하는 상황에서는 한쪽 다리를 조금 높은 곳에 올려두는 것도 좋다. 이 자세는 무릎과 고관절을 굽혀 요추 전만을 줄여줌으로써 서 있을 때 후관절로 전해지는 부담을 덜어준다.

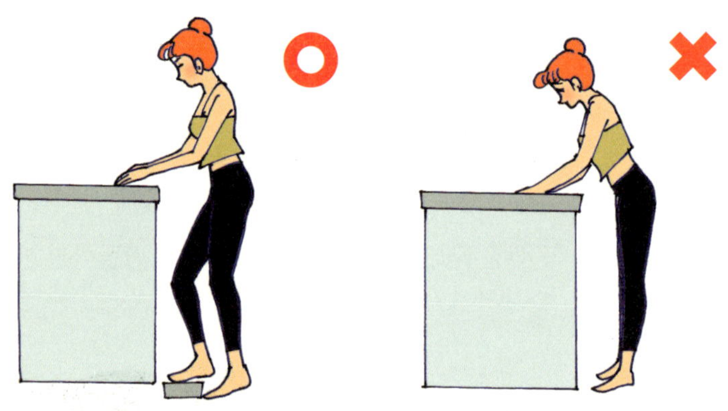

무거운 물건을 드는 자세

가능하면 무거운 물건은 들지 않는 것이 척추에 좋다. 어쩔 수 없이 물건을 들어야 하는 상황이라면 허리를 꼿꼿이 편 채 한쪽 발을 앞으로 내밀어 무릎과 고관절을 굽혀서 든다. 물건을 배에 바짝 붙이면 부담이 줄어든다. 물건을 들고 이동해야 할 경우에는 한쪽 어깨나 팔로만 물건을 들지 말고 가능하면 무게를 균등하게 배분하여 양팔로 드는 것이 좋다. 물건을 들고 허리를 회전하는 것은 피해야 한다. 주로 이런 상황에서 요통이 발생하기 때문이다.

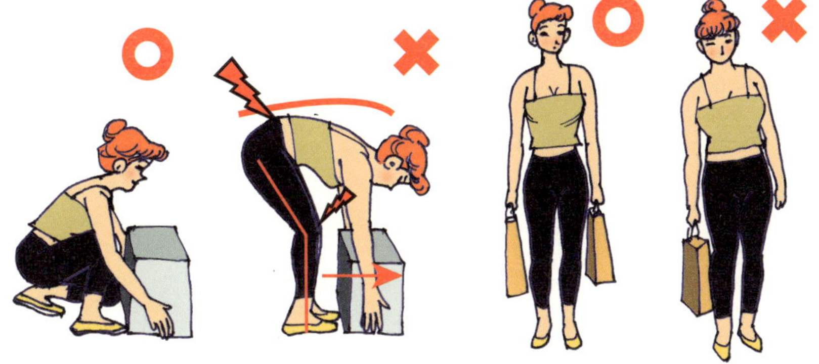

바닥에 앉는 자세

의자에 앉지 않고 바닥에 바로 앉으면 허리에 전해지는 압력이 곱절이나 높다. 하지만 좌식생활이 익숙한 우리나라 사람은 어쩔 수 없이 바닥에 앉아야 하는 상황이 종종 발생한다. 이럴 경우 쿠션이나 베개로 등을 받치고 벽에 바짝 기대앉는 것이 좋다. 벽에 앉을 수 없을 때는 한쪽 무릎을 세워서 앉도록 한다. 등을 구부정하게 굽히고 앉는 자세는 피해야 한다. 식당에서 볼 수 있는 좌식용 등받이 의자를 이용하는 것도 도움이 된다.

걷는 자세

　허리를 숙이거나 배를 앞으로 내밀면 안 된다. 하이힐을 신으면 허리가 지나치게 앞으로 굽어 척추가 받는 부담이 커지므로 3센티미터 이내의 쿠션감 있는 신발을 신는 것이 좋다. 걷다가 피로하면 잠시 한쪽 발을 어딘가 올려놓고 휴식을 취하는 것도 좋은 방법이다. 최근에는 남성들도 높은 깔창을 신발에 넣고 걷는 경우가 많은데 이 역시 허리가 앞으로 숙여지게 되므로 좋지 않다.

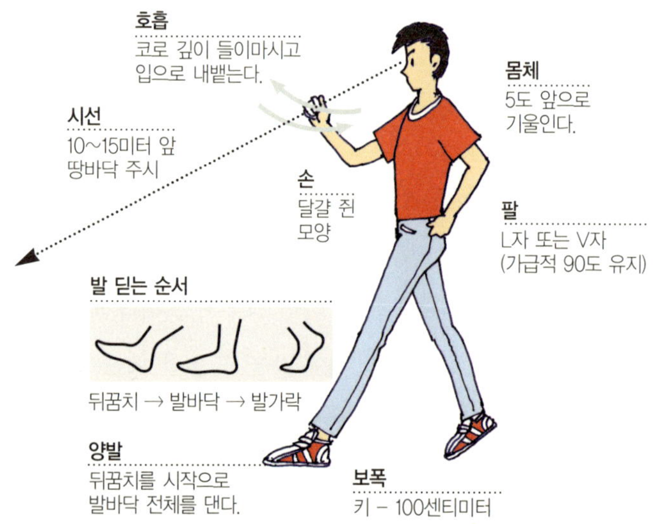

세수하는 자세

　세수를 할 때는 허리를 굽히지 않는다. 샤워를 할 때나 머리를 감을 때도 샤워기를 벽에 걸어놓고 목을 세운 자세로 하는 것이 가장 좋다. 뒤로 돌아서서 감는 자세를 추천한다. 앞으로 고개를 숙일 때는 목, 등, 허리의 각도를 직선으로 유지하고 엉덩이 관절을 굽혀야 한다. 자세를 취하기 어려울 경우에는 무릎을 살짝 구부려주면 된다. 허리를 구부리면 척추에 가해지는 압력이 늘어난다.

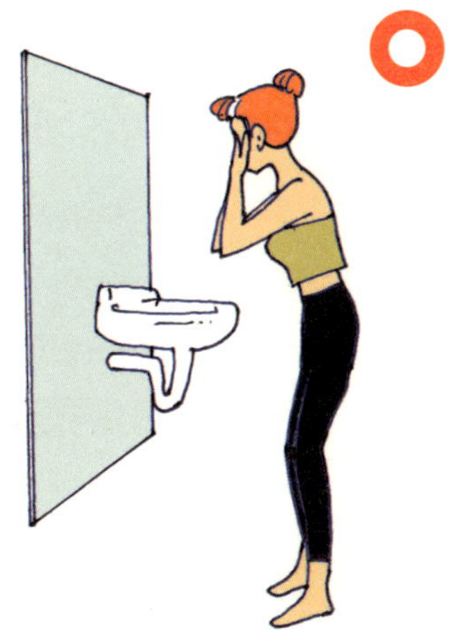
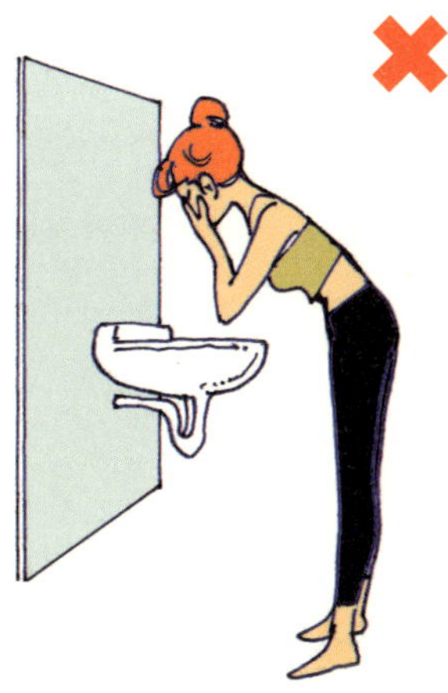

척추 환자를 위한
바른 운동

많은 사람들은 건강을 위해서 운동을 시작한다. 하지만 자신의 몸 상태를 고려하지 않은 운동은 득보다 실이 많다. 특히 디스크질환이 있거나 목과 허리가 좋지 않은 사람은 운동 종목을 고를 때 신중해야 한다. 한 가지 중요한 사실은, 디스크 환자는 반드시 운동을 해야 한다는 점이다. 초기 치료 시에는 통증이 심해서 운동을 하기 어렵지만 증상이 호전된 이후에는 운동을 통해 척추기립근을 비롯한 주변 근육을 강화해야 디스크 재발을 막을 수 있다.

그렇다면 척추 환자들에게 달리기는 좋은 운동일까? 아쉽지만 그렇지는 않다. 관절이나 디스크에 무리가 갈 수 있기 때문이다. 달리기가 좋은 운동임은 확실하지만 허리가 아픈 사람, 나이가 많은 사람, 평소 운동을 하지 않던 사람에게는 지나치게 과격한 운동이다. 마찬가지로 골프, 배드민턴, 테니스 등 몸의 한 부분만을 집중적으로 움직이는 운동 역시 적합하지 않다.

척추에 관련된 수술을 했거나 병원에서 치료를 받고 있는 사람은 걷기나 수영, 등산, 자전거나 스트레칭 등 몸의 모든 부분을 골고루 사용하는 운동

이 좋다. 물론 어느 운동이든 시작하기 전에 10~20여 분간의 스트레칭은
필수다. 스트레칭을 통해 근육을 어느 정도 풀어준 다음 본격적인 운동에
들어가야만 부상을 최소화할 수 있다. 이는 걷기 운동에도 해당되는 이야
기다.

걷기 운동을 막 시작한 사람은 처음 며칠간 집 주위를 가볍게 돌아보는
정도가 적합하다. 처음부터 무리하게 1만 보 걷기를 시도하면 그 다음 날
일어나기조차 힘든 상황이 발생할 가능성도 있다. 1만 보 걷기를 최종 목
표로 세우고, 매일 전날의 10퍼센트 정도씩 거리를 늘려가는 정도로 무리
하지 않는 것이 가장 바람직하다. 1만 보는 일반 사람의 걸음으로 약 1시간
30분(8~9킬로미터) 정도 걷는 거리에 해당된다.

걸을 때의 자세도 중요하다. 복근에 힘을 주고 보폭을 어깨 너비 이상으
로 벌려서 걸으면 약해진 근육과 인대가 튼튼해지고 구부정한 자세도 교
정할 수 있다. 시선은 먼 곳을 바라보되, 15도 정도 위를 보며 걷는 것이
가장 좋다.

등산을 한다면 처음에는 경사가 완만한 흙으로 된 산에서 시작하는 것이
좋다. 좋은 등산화와 스틱은 필수다. 특히 등산화는 체중 분산과 충격 감소
에 많은 영향을 미치므로 되도록 좋은 등산화를 구입하는 것이 바람직하
다. 산 위에서의 기후는 수시로 변하므로 땀 흡수가 좋은 등산복도 반드시
갖춰 입어야 한다. 우리 몸의 근육은 날이 추우면 긴장하므로 부상에 노출
될 확률이 높아진다.

수영 역시 근력과 지구력, 유연성을 키우는 데 좋다. 게다가 전신 근육을
골고루 이용하며 척추 주변 근육 강화에 효과가 좋으므로 척추 환자들에게

많이 권한다. 그렇다고 수영이 무조건 좋은 것은 아니다. 평영이나 접영의 경우는 굴곡과 신전이 반복적으로 이뤄지는 과정에서 목과 허리에 많은 부담을 주기 때문에 디스크 환자에게는 적합하지 않다. 나이가 많은 사람의 경우에는 수영보다 아쿠아로빅이 더욱 효과적이다.

집에서 혼자 해보는 척추 이상
자가진단법

요통은 두통만큼 흔한 증세다. 통증이 느껴질 때마다 병원을 찾기는 어렵다.

하지만 통증을 무시할 경우에는 병을 더 키우게 될 확률이 높다.

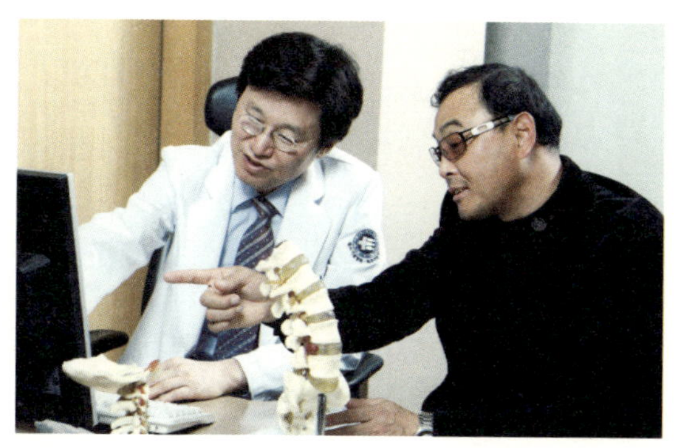

임상에서 흔히 듣는 질문 역시 "허리가 아픈 경우는 많은데 아플 때마다 병원을 갈 수는 없고, 과연 언제 척추 전문의를 찾아야 하느냐"는 것이다.

필자가 회원으로 가입돼 있는 북미척추학회에서 병원에 방문하기를 권하는 '허리디스크와 목디스크의 증상'은 다음과 같다. 단순한 허리 통증이라도 3주 이상 지속되면 꼭 병원에 가봐야 한다.

허리디스크 증상

1. 요통이 심한 편이며 다리가 당기는 느낌이 있다.

2. 누워서 무릎을 쭉 편 채로 다리를 들어 올리면 통증이 심해진다.

3. 최근에 넘어지거나 떨어진 사고 이후 심한 요통이 생겼다.

4. 허리 통증이 3주 이상 지속되었다.

5. 휴식을 취하는 도중에도 통증이 심해지고 밤에 잠이 깰 만큼 아프다.

6. 대소변 기능 장애가 나타난다.

7. 걸을 때 다리나 발목에 감각 이상이 있거나 힘이 빠진다.

목디스크 증상

1. 지속적으로 3주 이상 목에 통증이 느껴진다.

2. 어깨와 등 뒤, 앞가슴에서 하반신으로 퍼지는 방사통이 있다.

3. 팔 저림 증상이 나타난다.

4. 손에 감각이 없거나 지나치게 예민해진다.

5. 통증이 없는데도 어깨를 들어 올리기가 힘들다.

6. 팔이나 손가락의 힘이 약해져서 물건을 떨어뜨린 적이 있다.

7. 목욕탕 물을 적당한 온도로 맞추기가 힘들다.

8. 와이셔츠 단추를 채우기가 힘들다.

9. 걸을 때 다리가 휘청거린다.

10. 대소변 기능 장애가 나타난다.

숨겨진 키를 찾는
척추측만운동

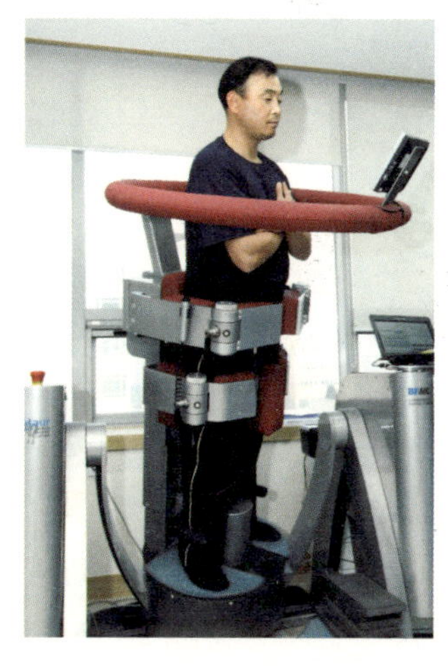

척추측만증은 척추가 한쪽으로 기울어져서 발생하는 질환이다. 청소년기에 주로 발견되는 특발성척추측만증의 경우 현재까지 확실한 원인이 밝혀지지 않았기 때문에 발견 후 지속적인 치료가 최선이라고 할 수 있다. 하지만 최근 청소년들은 측만증으로 발전하지 않더라도 척추가 약간 기울어져 있는 경우를 많이 보게 된다. 이럴 경우 척추에 부담이 되는 것은 물론 측만으로 인해 키가 작아 보이는 부작용도 나타난다.

자세 교정만으로도 키가 조금 더 커지는 효과를 거둘 수 있으므로 매일 스트레칭 같은 운동을 해주는 것이 좋다.

우리 병원에서 실시하고 있는 척추측만운동 중 집에서도 쉽게 할 수 있는 프로그램을 소개한다. 모든 동작은 6회 반복이 기본이며, 한 동작당 6~10초 동안 실시한다. 운동 도중 통증이 느껴지는 동작은 생략해도 된다.

척추측만증을 위한 자가운동

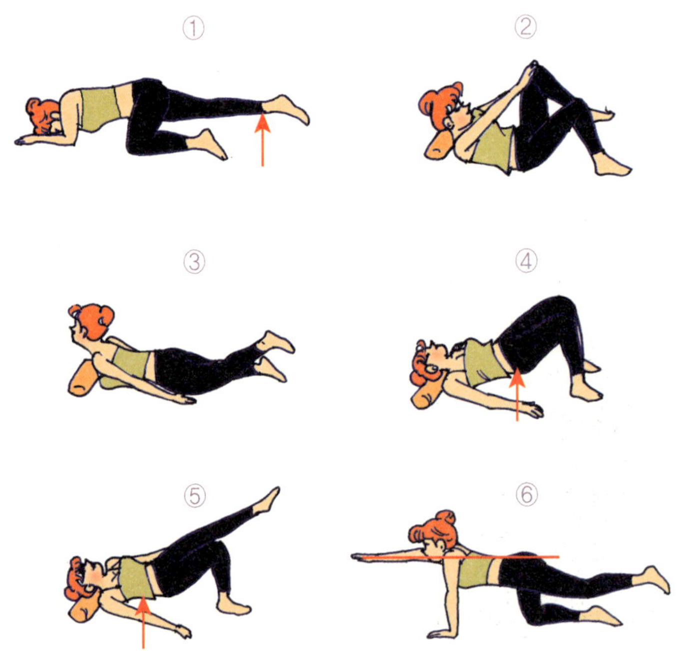

① 왼쪽 몸을 위로 가도록 자리에 누운 후 왼쪽 다리를 구부린다. 아래에 있는 오른쪽 다리를 최대한 위로 들어올린다. 반대쪽 다리도 마찬가지로 시행한다.

② 오른쪽 손과 왼쪽 무릎을 반대 방향으로 밀어낸다. 나머지 다리도 동일하게 운동한다.

③ 자리에 엎드린 후 머리와 양팔, 왼쪽 다리를 위로 들어올린다. 나머지 다리도 동일하게 운동한다.

④ 바닥에 누운 후 엉덩이를 들어올린다. 이때 척추가 일직선이 되도록 한다.

⑤ 4번 동작에서 한쪽 다리를 들어올린다. 나머지 다리도 동일하게 운동한다.

⑥ 오른쪽 팔과 왼쪽 다리를 들어올린다. 이때 척추가 일직선이 되도록 한다. 나머지 다리도 동일하게 운동한다.

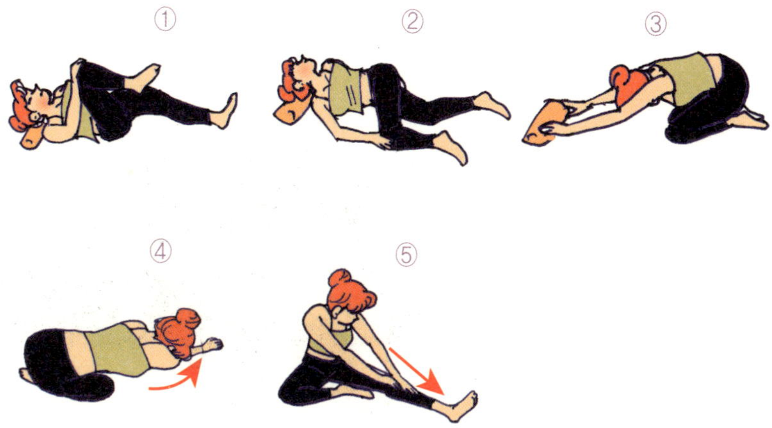

① 양팔로 한쪽 무릎을 잡고 가슴 쪽으로 잡아당긴다.

② 한쪽 다리를 구부려 무릎을 바닥에 닿게 하고, 반대쪽 손으로 잡아당긴다.

③ 양팔을 앞으로 쭉 뻗어 허리를 늘린다.

④ 양팔을 앞으로 쭉 뻗은 상태에서 허리를 왼쪽으로 기울인다.
  반대쪽도 동일하게 운동한다.

⑤ 한쪽 다리를 구부리고 두 팔을 편 다리를 향해서 뻗는다.
  나머지 다리도 동일하게 운동한다.

회사에서 5분 동안 할 수 있는 간단한 스트레칭

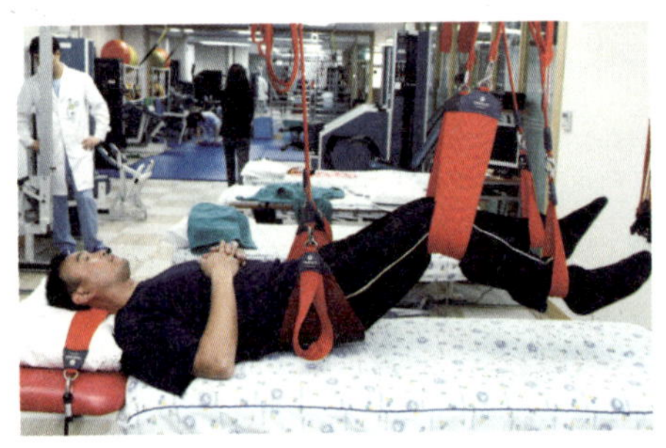

　몸을 움직이는 직종에 근무하는 사람보다 사무직에 근무하는 사람들의 디스크 발병률이 더 높다는 사실을 알고 있는지……. 우리의 척추는 장시간 같은 자세를 유지할 경우 많은 스트레스를 받게 된다. 그러므로 한 시간에 한 번 정도 몸을 움직여 긴장된 근육을 풀어주는 것이 바람직하다.

　다음의 동작은 의자에 앉아서나 휴게실에서 쉽게 할 수 있는 사무직종 근무자를 위한 스트레칭 방법이다. 생각날 때마다 반복해서 근육을 이완시키도록 하자.

　스트레칭을 할 때는 평상시의 호흡을 유지해야 한다. 숨을 참고 위아래로 반동을 주거나 통증을 느낄 만큼 강하게 하면 오히려 해가 된다. 모든 동작은 6회 반복이 기본이며, 한 동작당 6~10초 동안 실시한다. 운동 도중 통증이 느껴지면 다른 동작으로 넘어가도 된다.

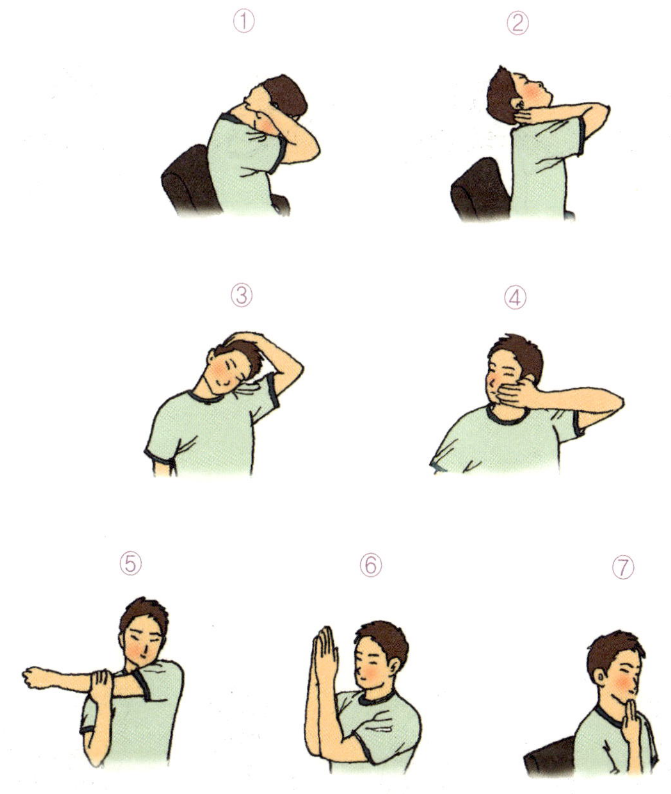

① 목에 힘을 뺀 후 머리를 앞으로 천천히 숙인다.
② 목에 힘을 뺀 후 머리를 뒤로 천천히 젖힌다.
③ 손으로 반대쪽 머리를 잡고 어깨 쪽으로 잡아당긴다.
④ 천천히 고개를 한쪽으로 회전시킨다.
⑤ 어깨에 힘을 뺀 후 반대편 손으로 팔꿈치를 가슴 쪽으로 서서히 잡아당긴다.
⑥ 양손과 팔꿈치를 붙이고 위아래로 10여 차례 움직인다.
⑦ 목에 힘을 빼고 손으로 턱을 뒤로 밀어준다.

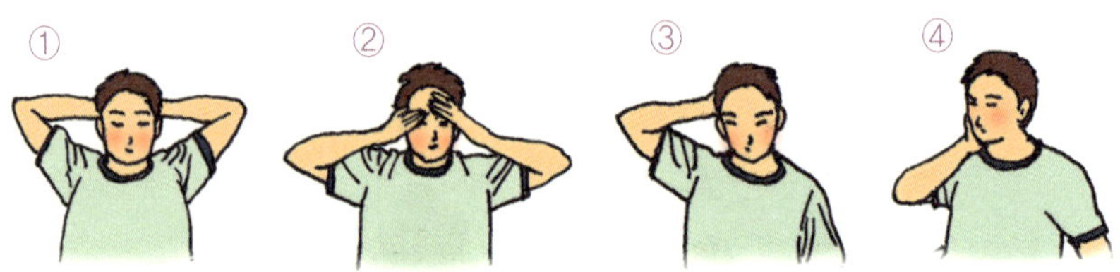

① 양손에 깍지를 끼고 머리 아랫부분을 가볍게 잡는다. 양손은 앞쪽으로, 머리는 뒤쪽으로 밀어내듯 힘을 준다.
② 양손을 이마에 올리고 팔꿈치는 뒤로, 머리는 앞으로 밀어내듯 힘을 준다.
③ 손바닥을 펴서 옆머리에 댄 후 손과 머리를 반대방향으로 밀어낸다.
④ 손바닥을 펴서 뺨에 대고 손과 턱을 반대방향으로 밀어낸다.

■ **유연성강화운동**

요추에서 디스크가 발생하는 척추는 제4~5번 요추나 제5~제1번 천추 부

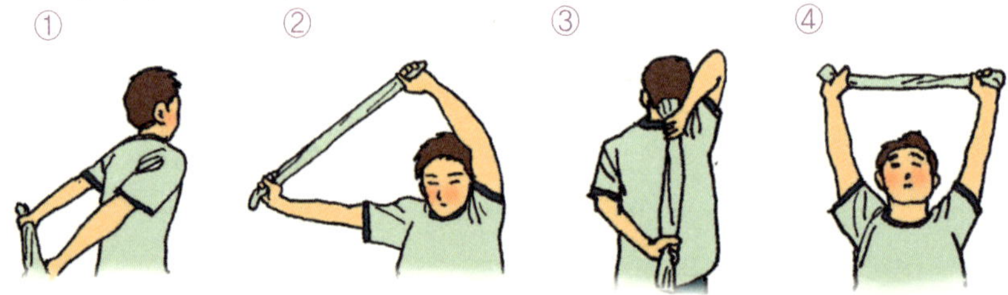

① 한 손에 수건을 잡은 후 팔을 뒤로 뻗는다. 반대 손으로 수건을 잡은 뒤 양쪽 어깨를 곧게 편다.
② 두 손으로 수건을 잡은 후 머리 위로 들어 올린다. 한 손을 귀에 붙인 채 다른 손으로 수건을 잡아당긴다.
③ 한 손으로 수건을 잡은 후 등 뒤로 보낸다. 다른 손으로 수건을 잡은 다음 아래로 잡아당긴다.
④ 두 손으로 수건을 잡은 후 어깨에 힘을 빼고 머리 위로 들어올린다. 그 다음 수건을 잡은 두 손을 등 뒤로 천천히 보낸다.

요통 환자의 성생활,
어떻게 해야 할까?

허리 디스크를 앓고 있거나 통증이 심한 성인이면 누구나 한 번쯤 고민해봤을 은밀한 문제가 바로 성 체위다. 남성이라면 특히 그렇다. '남자의 생명은 허리'라고들 하는데, 그렇게 중요한 부분에 하자(?)가 생겼으니 걱정이 생길 만도 하다. 병원을 찾는 디스크 환자 중 상당수가 이 문제로 고민하다가 슬쩍 물어보곤 한다.

허리디스크가 성생활에 미치는 영향에 대해 한마디로 대답하기는 어렵다. 다만 한 가지 인정해야 할 것은 허리에 무리가 가는 자세는 좋지 않다는 점이다. 디스크에 걸린 사람에게는 골프나 훌라후프처럼 허리를 많이 사용하는 운동이 적합하지 않다는 것은 기본 상식. 그렇다면 과연 성생활은 어떻게 해야 하는 것일까? 가능하기는 한 것일까?

기본적으로 과도한 허리 움직임은 도움이 되지 않는다. 하지만 허리를 보호하기 위해 아예 사용하지 않는 것 역시 과도하게 움직이는 것만큼 좋지 않다. 디스크 환자에게 걷기나 수영 같은 운동을 권하는 것은 적당한 운동이 허리에도 도움이 되기 때문이다. 같은 맥락에서 적당한 성행위는 허리에 긍정적으로 작용한다.

위이다. 즉, 성행위는 척추에 직접적으로 압박을 가하지는 않는다. 다만 관계를 할 때 허리 주변의 근육과 관절을 많이 사용하므로 통증이 발생할 확률은 있다. 그러므로 최대한 허리에 무리가 되지 않는 자세를 취하는 것이 바람직하다.

재미있는 사실은, 연령대가 낮을수록 허리가 성생활에 미치는 영향이 크다고 생각하는 반면 40대 이후에는 둘 사이의 연관성이 별로 없다고 본다는 점이다. 또한 여성 디스크 환자들은 관계 도중 허리나 다리에 통증을 심하게 느끼고 이로 인해서 중단하는 경우가 많지만 남자 디스크 환자들의 경우는 통증을 느끼는 정도도 약하고 이로 인해서 관계를 중단하는 경우는 별로 없다. 여성들이 통증을 더 심하게 느끼는 이유는 골반, 다리 각도와 관계가 있다. 여성의 경우 성행위를 할 때 엉덩이에서 다리로 연결되는 좌골 신경이 심하게 움직이고, 이상근이 자극을 받으므로 허리와 다리, 골반에 통증이 발생한다. 대부분의 경우 여성보다는 남성이 관계를 주도하는 경향이 있으므로 여성의 통증이 더 심한 편이다. 그러므로 관계를 할 때에는 본인의 노력도 필요하지만 무엇보다 배우자에 대한 배려가 필요하다.

배려는 어렵지 않다. 사랑받고 있다는 느낌을 상대가 느끼게 하면 된다. 곧바로 본격적인 관계로 들어가기보다는 배우자의 어깨와 등, 척추를 마사지하듯 부드럽게 만져주며 긴장을 풀어주는 것 역시 배려의 일종이다. 이렇게 배려가 녹아 있는 마사지는 위축된 마음까지도 어루만져주는 역할을 한다. 옆으로 누운 측와위 자세는 척추를 곧게 유지하도록 도와주므로 허리디스크 환자들에게 적합하다.

관계는 허리근육을 단련시키고 유연성을 높이는 역할을 하기 때문에 허리디스크 환자들에게 효과적이다. 또한 여성은 에스트로겐이 분비돼 칼슘 흡수율이 높아지고, 남성은 테스토스테론이 증가되어 뼈와 근육의 발달을 돕는다고 알려져 있다. 그렇기 때문에 디스크 환자들에게 규칙적으로 성생활을 가지라고 권하는 것이다.

물론 디스크 수술을 실시한 직후나 통증이 아주 심한 시기에는 피하는 것이 좋지만, 수술 후 3주 정도 지나 운동이 가능한 시기가 되면 대체로 가능하다. 디스크 질환은 허리를 못쓰게 만드는 병이 아니다. 상대에 대한 배려가 깊어질수록 부부관계가 더욱 돈독해질 수 있다는 사실만 기억한다면 디스크 환자도 성생활을 통해 얼마든지 행복해질 수 있다.

박춘근 원장이 전하는 허리디스크 십계명

1. 오래 앉기를 피해라.

2. 허리를 구부리기보다 펴라.

3. 무거운 물건을 들어올리는 것을 피해라.

4. 바닥의 물건을 들 때 허리보다 무릎을 이용하라.

5. 잠을 잘 때 너무 딱딱한 침대보다는 허리 굴곡을 유지해주는 탄력이 있는 침대가 좋다.

6. 걷기가 가장 좋은 운동이다.

7. 단순 요통이라도 2주 이상 지속되면 의사를 찾아라.

8. 오래 서 있는 자는 허리 굽히기를, 오래 앉아 있는 자는 허리 젖히기를

통해 스트레칭을 해줘라.

9. 허리를 굴곡한 상태에서 회전운동을 피하라.

10. 요통 치료의 시작은 올바른 자세, 완성은 규칙적인 운동이다.

치료가 아닌 예방을 말하다

지난 2009년의 일이다. 전문의 시험에 합격한 지 꼭 20년이 되는 해였다. 모처럼 시간을 내 서재를 정리하다가 빛바랜 노트들을 발견했다. 손때가 가득 묻어 있는 노트 속에는 지난 20년간 각종 척추질환을 치료하면서 적어놓은 연구와 환자들에 대한 메모가 만년필 글씨로 빼곡했다.

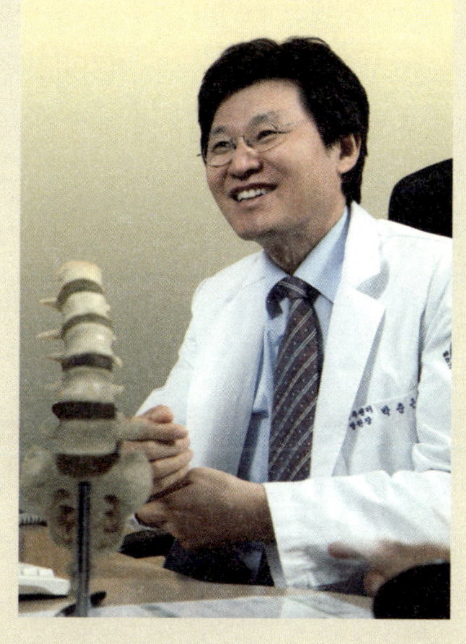

학창 시절 나는 메모를 즐겨하는 편이었다. 학업을 위한 것이기도 했지만 버릇처럼 굳어진 행동 중 하나였다. 알고 있는 것을 확인하는 차원에서 한 번 더 적었고, 모르는 것은 외우기 위해서 꼼꼼하게 적었다. 이제는 손에 메모장이 없으면 허전함이 느껴질 만큼, 메모는 내 생활의 일부가 되었다.

누렇게 변색된 노트 위에 적힌 글자 속에서 나는, 내가 처음 의사가 됐을 당시의 초심을 만났다. 수술과 밤샘작업으로 하루하루가 힘든 때였지만 가슴속의 열정은 식을 줄 몰랐다. 한 명이라도 더 만나 고통의 원인을 밝히고 싶었고, 외국의 연구업적과 수술기법을 우리나라에 도입하고 싶었다. 시간이 지나 지식과 임상 경험이 좀 더 쌓이면서 일반인에게 도움이 될 만한 의학정보서적을 집필하고자 하는 욕심도 있었다. 하지만 진료와 수술에 쫓기는 일상이 반복되면서 집필에 대한 욕구는 저만큼 잊혀져 갔다.

그러던 중 수원마라톤대회를 준비하던 이봉주 선수를 만나게 되었다. 그는 메모장을 들고 다니며 이것저것 적고 있는 내게 호기심을 느꼈는지 진료차 병원을 찾아와서 이런저런 질문을 던져왔다. 주로 자신이 마라토너로 살아가면서 궁금했던 척추질환과 생활 속에서의 주의사항에 관련된 이야기들이었다.

최대한 알기 쉽게 풀어내려는 나의 모습이 재미있었는지 얼마 후 그는 우리 두 사람이 나눈 이야기를 바탕으로 척추에 관련된 책을 내는 것이 어떻겠느냐는 제의를 해왔다. 처음에는 이런저런 이유로 거절하던 나도 의료라는 것이 결국 모든 이를 건강하게 만들고자 하는 일이며, 지식은 나눌수록 곱절이 된다는 생각에 같이 책을 내기로 결심했다. 물론 그의 소박한 인품이 결정적인 역할을 했음은 두말할 필요가 없을 것이다.

책을 준비하는 동안 예전에 적어두었던 메모들을 뒤지고, 용어를 알기 쉽게 풀어내기 위해 많은 자료를 보면서 지난 시간을 되돌아보는 기회가 되었다. 예전에는 치료하지 못했던 질환에 대한 새로운 해석이 제기되고 예방법이 제시되면서 척추 관련 의학은 발달을 거듭하고 있지만 상대적으로 예방의 중요성은 간과해온 것이 아닌가 싶다.

무엇보다 젊은 시절 땀 흘려 자식들을 키워내고 편하게 살아갈 나이에 척추질환으로 고통받고 살아가는 할머니, 할아버지를 보면 안타까움이 배로 늘어난다. 또한 젊은 시절 척추의 중요성을 깨닫지 못하고 대충 살아가다가 한창 일해야 할 나이에 병 때문에 회사생활이나 가정생활을 포기해야 하는 중년의 남녀를 볼 때도 안쓰럽다. 조금만 더 신경을 썼다면 척추가 이렇게까지 화를 내지는 않았을 텐데 말이다.

이 책에서 나는 치료법보다는 예방에 대한 이야기를 하고 싶었다. 하루 30분 체조만으로도 척추는 충분히 건강을 되찾을 수 있다는 사실을, 그 30분으로 인해 미래의 모습이 달라질 수도 있다는 사실을 전하고 싶었다. 이 책이 많은 이들에게 도움이 되기를 바란다.

2014년 8월

박춘근

월스, 이봉주와 허리를 말하다

튼튼한 허리 든든한 인생

초판 1쇄 인쇄일 | 2014년 8월 18일
초판 1쇄 발행일 | 2014년 8월 27일

지은이 | 박춘근
펴낸곳 | 북마크
펴낸이 | 정기국
총괄 기획 | 이헌건
기획 | 정혜정
편집 | 조문채 · 조은아 · 김수진
디자인 | 구정남 · 서용석
촬영 | 박승호
일러스트 | 최병용 · 이 화
마케팅 · 관리 | 안영미
주소 | 서울특별시 중구 퇴계로42길 26(필동2가, 중앙빌딩 2층)
전화 | (02) 325-3691
팩스 | (02) 335-3691
등록 | 제 303-2005-34호(2005.8.30)

ISBN | 978-89-92404-65-5 13510
값 | 15,000원